FUNDAMENTOS DO
DIAGNÓSTICO PSIQUIÁTRICO

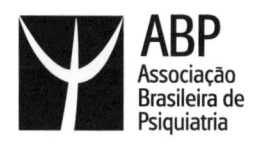

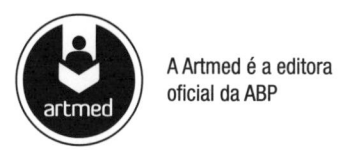

ABP
Associação Brasileira de Psiquiatria

artmed

A Artmed é a editora oficial da ABP

Nota

A medicina é uma ciência em constante evolução. À medida que novas pesquisas e a própria experiência clínica ampliam o nosso conhecimento, são necessárias modificações na terapêutica, em que também se insere o uso de medicamentos. Os autores desta obra consultaram as fontes consideradas confiáveis, num esforço para oferecer informações completas e, geralmente, de acordo com os padrões aceitos à época da publicação. Entretanto, tendo em vista a possibilidade de falha humana ou de alterações nas ciências médicas, os leitores devem confirmar essas informações com outras fontes. Por exemplo, e em particular, os leitores são aconselhados a conferir a bula completa de qualquer medicamento que pretendam administrar, para se certificar de que a informação contida neste livro está correta e de que não houve alteração na dose recomendada nem nas precauções e contraindicações para o seu uso. Essa recomendação é particularmente importante em relação a medicamentos introduzidos recentemente no mercado farmacêutico ou raramente utilizados.

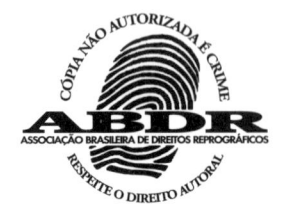

F815f   Frances, Allen.
               Fundamentos do diagnóstico psiquiátrico : respondendo às mudanças do DSM-5 / Allen Frances ; tradução: Marcelo de Abreu Almeida ; revisão técnica: Neury José Botega. – Porto Alegre : Artmed, 2015.
               xxiv, 216 p. ; 23 cm.

               ISBN 978-85-8271-150-7

               1. Psiquiatria – Diagnóstico. I. Título.

                                                                CDU 616.89

Catalogação na publicação: Poliana Sanchez de Araujo – CRB 10/2094

ALLEN FRANCES

FUNDAMENTOS DO DIAGNÓSTICO PSIQUIÁTRICO

RESPONDENDO ÀS MUDANÇAS DO DSM-5®

Tradução:
Marcelo de Abreu Almeida

Revisão técnica:
Neury José Botega
Psiquiatra. Professor titular do Departamento de Psicologia Médica e Psiquiatria da Faculdade de Ciências Médicas da Universidade Estadual de Campinas (Unicamp).

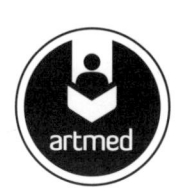

artmed

Obra originalmente publicada sob o título
*Essentials of Psychiatric Diagnosis, Revised Edition,
Responding to the Challenge of DSM-5*

ISBN 9781462513482

Copyright © 2013 The Guilford Press, a Division of Guilford Publications,Inc.

Gerente editorial: *Letícia Bispo de Lima*

Colaboraram nesta edição:

Coordenadora editorial: *Cláudia Bittencourt*

Capa sobre arte original: *Artmed Editora – Departamento de Pós-produção Digital*

Preparação de originais: *Camila Wisnieski Heck*

Leitura final: *Juçá Neves da Silva*

Editoração: *Techbooks*

Reservados todos os direitos de publicação, em língua portuguesa, à
ARTMED EDITORA LTDA., uma empresa do GRUPO A EDUCAÇÃO S.A.
Av. Jerônimo de Ornelas, 670 – Santana
90040-340 – Porto Alegre – RS
Fone: (51) 3027-7000   Fax: (51) 3027-7070

É proibida a duplicação ou reprodução deste volume, no todo ou em parte, sob quaisquer formas ou por quaisquer meios (eletrônico, mecânico, gravação, fotocópia, distribuição na Web e outros), sem permissão expressa da Editora.

Unidade São Paulo
Av. Embaixador Macedo Soares, 10.735 – Pavilhão 5 – Cond. Espace Center
Vila Anastácio – 05095-035 – São Paulo – SP
Fone: (11) 3665-1100   Fax: (11) 3667-1333

SAC 0800 703-3444 – www.grupoa.com.br

IMPRESSO NO BRASIL
PRINTED IN BRAZIL

Sobre o Autor

Allen Frances, MD, é médico, professor, pesquisador e autoridade proeminente em diagnósticos psiquiátricos. Presidiu a Força-tarefa do DSM-IV, foi membro da Força-tarefa que preparou o DSM-III-R e redigiu a versão final das seções de Transtornos da Personalidade no DSM-III. Autor de centenas de artigos e de mais de uma dezena de livros, mais recentemente *Saving Normal: An Insider's Revolt Against Out-of-Control Psychiatric Diagnosis, DSM-5, Big Pharma, and the Medicalization of Ordinary Life*, o Dr. Frances é professor emérito e ex-presidente do Departamento de Psiquiatria e Ciências Comportamentais pela Duke University.

*Aos meus pacientes, que me
ensinaram quase tudo o que sei sobre
diagnóstico psiquiátrico e muito do
que sei sobre a vida.*

Agradecimentos

Minha profunda gratidão a Marie Sprayberry e Barbara Watkins, da The Guilford Press, que realizaram um trabalho simplesmente maravilhoso ao editar este livro. Quaisquer erros de escrita ou codificação são meus, mas minha expectativa é que haja poucos, devido à diligência e à habilidade dessas duas baluartes da precisão e da clareza.

Sumário

CAPÍTULO 1

■ **Como Usar este Livro**   1

PÚBLICO 1
ORGANIZAÇÃO DO LIVRO 2
CONTENDO O EXCESSO DE DIAGNÓSTICOS E EVITANDO MODISMOS 5
PROBLEMAS COM O DSM-5 5
Cuidado! 6
A ENTREVISTA DE DIAGNÓSTICO 7
DIAGNÓSTICO POR PASSOS 13
UMA DÚZIA DE DICAS GERAIS 14
REFERÊNCIAS 16

CAPÍTULO 2

■ **Transtornos Diagnosticados Geralmente na Infância e na Adolescência**   17

TRANSTORNO DE DÉFICIT DE ATENÇÃO/HIPERATIVIDADE 18
   314.01/F90.1   Transtorno de Déficit de Atenção/Hiperatividade, Predominantemente Hiperativo-Impulsivo 18
   314.00/F90.0   Transtorno de Déficit de Atenção/Hiperatividade, Predominantemente Desatenta 18
   314.01/F90.2   Transtorno de Déficit de Atenção/Hiperatividade, Combinado 18
   314.9/F90.9   Transtorno de Déficit de Atenção/Hiperatividade Não Especificado 18
Cuidado: TDAH e Idade 19

TRANSTORNO DA CONDUTA E TRANSTORNO DE OPOSIÇÃO DESAFIANTE 21
    312.81/F91.1   Transtorno da Conduta com Início na Infância 21
    312.82/F91.2   Transtorno da Conduta com Início na Adolescência 21
    312.89/F91.9   Transtorno da Conduta, Início Não Especificado 21
    313.81/F91.3   Transtorno de Oposição Desafiante 23
    312.9/F90.9   Transtorno do Comportamento Disruptivo Não Especificado 25

299.00/F84.0 TRANSTORNO DO ESPECTRO AUTISTA 25

309.21/F93.0 TRANSTORNO DE ANSIEDADE DE SEPARAÇÃO 28

TRANSTORNO DO DESENVOLVIMENTO INTELECTUAL 29
    317 / F70   Leve 29
    318.0 / F71   Moderada 29
    318.1 / F72   Grave 29
    318.2 / F73   Profunda 29

TRANSTORNO ESPECÍFICO DA APRENDIZAGEM 31
    315.00/F81.0   Leitura (problemas especiais de compreensão, velocidade ou acerto da leitura) 31
    315.1/F81.2   Matemática (problemas especiais em aritmética, cópia de números ou sinais ou em reconhecê-los) 32
    315.2 /F81.81   Expressão Escrita (problemas especiais com gramática, estrutura de frases ou organização) 32
    315.9/F81.9   Não Especificado 32

TRANSTORNOS ALIMENTARES 33
    307.52/F98.3   Pica (em crianças) 33
    307.53/F98.21   Transtorno de Ruminação 34

TRANSTORNOS DA ELIMINAÇÃO 34
    307.7/F98.1   Encoprese 34
    307.6/F98.0   Enurese 35

CAPÍTULO 3

■ Transtornos Depressivos   36

TRANSTORNO DEPRESSIVO MAIOR 36
    296.21/F32.0   Transtorno Depressivo Maior, Episódio Único, Leve 36
    296.22/F32.1   Transtorno Depressivo Maior, Episódio Único, Moderado 36
    296.23/F32.2   Transtorno Depressivo Maior, Episódio Único, Grave, Sem Características Psicóticas 36
    296.24/F32.3   Transtorno Depressivo Maior, Episódio Único, Grave, Com Características Psicóticas 37

296.20/F32.9	Transtorno Depressivo Maior, Episódio Único, Não Especificado 37	
296.31/F33.0	Transtorno Depressivo Maior, Recorrente, Leve 37	
296.32/F33.1	Transtorno Depressivo Maior, Recorrente, Moderado 37	
296.33/F33.2	Transtorno Depressivo Maior, Recorrente, Grave, Sem Características Psicóticas 37	
296.34/F33.3	Transtorno Depressivo Maior, Recorrente, Grave, Com Características Psicóticas 37	
296.30/F33.9	Transtorno Depressivo Maior, Recorrente, Não Especificado 37	

300.4/F34.1   TRANSTORNO DEPRESSIVO PERSISTENTE (DISTIMIA) 41
Cuidado: Luto *versus* Transtorno Depressivo Maior 41

625.4/N94.3   TRANSTORNO DISFÓRICO PRÉ-MENSTRUAL 43

TRANSTORNO DEPRESSIVO INDUZIDO POR SUBSTÂNCIA 44

[Para códigos da CID-10-MC, veja o Apêndice Conversão para os Códigos da CID-10-MC]

291.89   Se Induzido por Álcool 44
292.84   Se Induzido por Qualquer Outra Substância (Indique a Substância) 44

TRANSTORNO DEPRESSIVO DEVIDO A OUTRA CONDIÇÃO MÉDICA (INDIQUE A CONDIÇÃO MÉDICA) 45

293.83/F06.31	Com Características Depressivas 45	
293.83/F06.32	Com Episódio do Tipo Depressivo Maior 45	
293.83/F06.34	Com Características Mistas 45	

311/F32.9   TRANSTORNO DEPRESSIVO NÃO ESPECIFICADO 47

296.90/F39   TRANSTORNO DO HUMOR NÃO ESPECIFICADO 47
Cuidado: Transtorno Disruptivo da Desregulação do Humor 47

CAPÍTULO 4

■ Transtornos Bipolares   49

296.XX TRANSTORNO BIPOLAR TIPO I 49

[Para códigos da CID-10-MC, veja o Apêndice Conversão para os Códigos da CID-10-MC]

Códigos do Quarto Dígito:

.0x	Transtorno Bipolar Tipo I, Episódio Maníaco Único 49
.40	Transtorno Bipolar Tipo I, Episódio Atual ou Mais Recente Hipomaníaco 49
.4x	Transtorno Bipolar Tipo I, Episódio Atual ou Mais Recente Maníaco 49
.5x	Transtorno Bipolar Tipo I, Episódio Atual ou Mais Recente Depressivo 49

.6x   Transtorno Bipolar Tipo I, Episódio Atual ou Mais Recente Misto   49
.7   Transtorno Bipolar Tipo I, Episódio Atual ou Mais Recente Não Especificado   49

Códigos do Quinto Dígito:
.x1   Leve   50
.x2   Moderado   50
.x3   Grave   50
.x4   Grave Com Características Psicóticas   50
.x5   Em Remissão Parcial   50
.x6   Em Remissão Completa   50
.x0   Não Especificado   50

Cuidado: O Modismo do Transtorno Bipolar Infantil   53

296.89/F31.81 TRANSTORNO BIPOLAR TIPO II   54

301.13/F34.0 TRANSTORNO CICLOTÍMICO   57

TRANSTORNO BIPOLAR INDUZIDO POR SUBSTÂNCIA   58
[Para códigos da CID-10-MC, veja o Apêndice Conversão para os Códigos da CID-10-MC]
291.89   Se Induzido por Álcool   58
292.84   Se Induzido por Qualquer Outra Substância (Indique a Substância)   58

TRANSTORNO BIPOLAR DEVIDO A OUTRA CONDIÇÃO MÉDICA (INDIQUE A CONDIÇÃO MÉDICA)   59
293.83/F06.33   Com Características Maníacas   59
293.83/F06.33   Com Episódio Tipo Maníaco ou Hipomaníaco   59
293.83/F06.34   Com Características Mistas   59

296.80/F31.9   TRANSTORNO BIPOLAR NÃO ESPECIFICADO   60

296.90/F39   TRANSTORNO DO HUMOR NÃO ESPECIFICADO   60

CAPÍTULO 5

■ Transtornos de Ansiedade 61

TRANSTORNO DE PÂNICO   61
300.21/F40.01   Transtorno de Pânico com Agorafobia   61
300.01/F41.0   Transtorno de Pânico sem Agorafobia   61

300.22/F40.00 AGORAFOBIA   64

300.23/F40.10 TRANSTORNO DE ANSIEDADE SOCIAL (FOBIA SOCIAL)   67

FOBIA ESPECÍFICA   69
300.29/F40.218   Animal   69
300.29/F40.230   Sangue-Injeção-Ferimentos, Medo de Sangue   69

300.29/F40.231	Sangue-Injeção-Ferimentos, Medo de Injeções e Transfusões 69	
300.29/F40.233	Sangue-Injeção-Ferimentos, Medo de Ferimentos 69	
300.29/F40.232	Sangue-Injeção-Ferimentos, Medo de Outros Cuidados Médicos 69	
300.29/F40.228	Ambiente Natural 69	
300.29/F40.248	Situacional 69	
300.29/F40.298	Outro 69	

300.02/F41.1 TRANSTORNO DE ANSIEDADE GENERALIZADA 71

Cuidado: Diagnóstico Excessivo de Transtorno de Ansiedade Generalizada 71

293.84/F06.4 TRANSTORNO DE ANSIEDADE DEVIDO A OUTRA CONDIÇÃO MÉDICA (INDIQUE A CONDIÇÃO MÉDICA) 73

TRANSTORNO DE ANSIEDADE INDUZIDO POR SUBSTÂNCIA 74

[Para códigos da CID-10-MC, veja o Apêndice Conversão para os Códigos da CID-10-MC]

291.89 Se Induzido por Álcool 74
292.89 Se Induzido por Qualquer Outra Substância (Indique a Substância) 74

300.00/F41.9 TRANSTORNO DE ANSIEDADE NÃO ESPECIFICADO 75

CAPÍTULO 6

Transtorno Obsessivo-compulsivo e Transtornos Relacionados   76

300.3/F42   TRANSTORNO OBSESSIVO-COMPULSIVO 76
300.7/F45.22   TRANSTORNO DISMÓRFICO CORPORAL 80
300.3/F42   TRANSTORNO DE ACUMULAÇÃO 82

TRANSTORNOS DE TIQUE 84

307.23/F95.2   Transtorno de Tourette 84
307.22/F95.1   Transtorno de Tique Motor ou Vocal Persistente (Crônico) 84
307.21/F95.0   Transtorno de Tique Transitório 84
333.3/G25.61   Transtorno de Tique Induzido por Substância (Indique a Substância) 84
333.3/G25.69   Transtorno de Tique Devido a Outra Condição Médica (Indique a Condição Médica) 84
307.20/F95.9   Transtorno de Tique Não Especificado 84

312.39/F63.3   TRANSTORNO DE ARRANCAR O CABELO (TRICOTILOMANIA) 85

292.89 TRANSTORNO OBSESSIVO-COMPULSIVO E TRANSTORNO RELACIONADOS INDUZIDOS POR SUBSTÂNCIA 86

[Para códigos da CID-10-MC, veja o Apêndice Conversão para os Códigos da CID-10-MC]

294.8/F06.8 TRANSTORNO OBSESSIVO-COMPULSIVO E TRANSTORNO RELACIONADO DEVIDO A OUTRA CONDIÇÃO MÉDICA (INDIQUE A CONDIÇÃO MÉDICA) 86

300.3/F42 TRANSTORNO OBSESSIVO-COMPULSIVO E TRANSTORNO RELACIONADO NÃO ESPECIFICADO 87

CAPÍTULO 7
■ Transtornos Relacionados a Trauma e a Estressores   88

309.81/F43.10 TRANSTORNO DE ESTRESSE PÓS-TRAUMÁTICO 88
Cuidado: O Guardião do Estressor 89

308.3/F43.0 TRANSTORNO DE ESTRESSE AGUDO 91

TRANSTORNO DE ADAPTAÇÃO 91
- **309.0/F43.21** Transtorno de Adaptação com Humor Deprimido 91
- **309.24/F43.22** Transtorno de Adaptação com Ansiedade 91
- **309.28/F43.23** Transtorno de Adaptação com Misto de Ansiedade e Depressão 91
- **309.3/F43.24** Transtorno de Adaptação com Perturbação da Conduta 91
- **309.4/F43.25** Transtorno de Adaptação com Perturbação Mista das Emoções e da Conduta 91
- **309.9/F43.20** Transtorno de Adaptação Não Especificado 91

309.9/F43.9 TRANSTORNO RELACIONADO A TRAUMA E A ESTRESSORES NÃO ESPECIFICADO 93

CAPÍTULO 8
■ Espectro da Esquizofrenia e Outros Transtornos Psicóticos   94

295.90/F20.9 ESQUIZOFRENIA 94

295.40/F20.81 TRANSTORNO ESQUIZOFRENIFORME 99

TRANSTORNO ESQUIZOAFETIVO 100
- **295.70/F25.0** Tipo Bipolar 100
- **295.70/F25.1** Tipo Depressivo 100

297.1/F22	TRANSTORNO DELIRANTE 100	
297.3/F24	TRANSTORNO PSICÓTICO COMPARTILHADO (*FOLIE À DEUX*) 103	
298.8/F23	TRANSTORNO PSICÓTICO BREVE 104	

TRANSTORNO PSICÓTICO INDUZIDO POR SUBSTÂNCIA 106
[Para códigos da CID-10-MC, veja o Apêndice Conversão para os Códigos da CID-10-MC]

291.9	Se Induzido por Álcool 106
292.9	Se Induzido por Qualquer Outra Substância (Indique a Substância) 106

TRANSTORNO PSICÓTICO DEVIDO A OUTRA CONDIÇÃO MÉDICA (INDIQUE A CONDIÇÃO MÉDICA) 107

293.81/F06.2	Com Delírios 107
293.82/F06.0	Com Alucinações 107

293.89/F06.1   TRANSTORNO CATATÔNICO DEVIDO A OUTRA CONDIÇÃO MÉDICA (INDIQUE A CONDIÇÃO MÉDICA) 107

298.9/F29   TRANSTORNO PSICÓTICO NÃO ESPECIFICADO 108
Cuidado: Síndrome de Psicose Atenuada 108

CAPÍTULO 9
■ Transtornos Relacionados a Substâncias e Comportamentos Aditivos   110

Cuidado: Abuso de Substância e Dependência de Substância 110

DEPENDÊNCIA DE SUBSTÂNCIA 112

303.90/F10.20	Dependência de Álcool 112
304.40/F15.20	Dependência de Anfetamina 112
304.30/F12.20	Dependência de *Cannabis* 112
304.20/F14.20	Dependência de Cocaína 112
304.50/F16.20	Dependência de Alucinógenos 112
304.60/F18.20	Dependência de Inalantes 112
304.00/F11.20	Dependência de Opioides 112
304.60/F16.20	Dependência de Fenciclidina 112
304.10/F13.20	Dependência de Sedativos, Hipnóticos ou Ansiolíticos 112
305.1/F17.200	Dependência de Tabaco 112
304.80/F19.20	Dependência de Várias Substâncias 112
304.90 /F19.20	Dependência de Outra Substância (ou Substância Desconhecida) (Indique a Substância, se For Conhecida) 112

ABUSO DE SUBSTÂNCIA   114
   305.00/F10.10   Abuso de Álcool   114
   305.70/F15.10   Abuso de Anfetamina   114
   305.20/F12.10   Abuso de *Cannabis*   114
   305.60/F14.10   Abuso de Cocaína   114
   305.30/F16.10   Abuso de Alucinógenos   114
   305.90/F18.10   Abuso de Inalantes   114
   305.50/F11.10   Abuso de Opioides   114
   305.90/F16.10   Abuso de Fenciclidina   114
   305.40/F13.10   Abuso de Sedativos, Hipnóticos ou Ansiolíticos   114
   305.90/F19.10   Abuso de Outra Substância (ou Substância Desconhecida)
                                  (Indique a Substância, se For Conhecida)   114

INTOXICAÇÃO POR SUBSTÂNCIA   116
   [Para códigos da CID-10-MC, veja o Apêndice Conversão para os Códigos da CID-10-MC]
   303.00   Intoxicação por Álcool   116
   305.90   Intoxicação por Cafeína   116
   292.89   Intoxicação Por Qualquer Outra Substância
                (Indique a Substância)   116
   292.89   Intoxicação por Outra Substância (ou Substância Desconhecida)
                (Indique a Substância, se For Conhecida)   116

ABSTINÊNCIA DE SUBSTÂNCIA   117
   [Para códigos da CID-10-MC, veja o Apêndice Conversão para os Códigos da CID-10-MC]
   291.81   Abstinência de Álcool   117
   292.0   Abstinência de Qualquer Outra Substância
                (Indique a Substância)   117
   292.0   Abstinência de Outra Substância (ou Substância Desconhecida)
                (Indique a Substância, se For Conhecida)   117

TRANSTORNOS MENTAIS INDUZIDOS POR SUBSTÂNCIA   117
Cuidado: Transtorno do Jogo e Outros Comportamentos Aditivos   119

CAPÍTULO 10
■ Transtornos Neurocognitivos   120

DELIRIUM   121
   293.0/F05   *Delirium* Devido a Outra Condição Médica
                     (Indique a Condição Médica)   121
   [Para códigos da CID-10-MC, veja o Apêndice Conversão para os Códigos da CID-10-MC]
                     Delirium Induzido por Substância   121
   291.0   Se Induzido por Álcool   121

292.81		Se Induzido por Qualquer Outra Substância (Indique a Substância) 121
780.09/R41.0		*Delirium* Não Especificado 121

TRANSTORNO NEUROCOGNITIVO MAIOR (DEMÊNCIA) 124

290.xx/F01.xx		Demência Vascular 124
.40/.51		Com Perturbação Comportamental 124
.40/.50		Sem Perturbação Comportamental 124
294.xx /F02.xx		Demência devida a Outra Condição Médica (Indique a Condição Médica) 124
.11/.81		Com Perturbação Comportamental 124
.10/.80		Sem Perturbação Comportamental 124

[Para códigos da CID-10-MC, veja o Apêndice Conversão para os Códigos da CID-10-MC]

291.2		Se Induzida por Álcool 124
292.82		Se Induzida por Qualquer Outra Substância (Indique a Substância) 124

TRANSTORNO NEUROCOGNITIVO LEVE 127

Cuidado: Transtorno Neurocognitivo Leve 128

799.59/R41.9   TRANSTORNO NEUROCOGNITIVO NÃO ESPECIFICADO 129

CAPÍTULO 11

■ Transtornos da Personalidade   130

301.83/F60.3	Transtorno da Personalidade *Borderline* 131
301.7/F60.2	Transtorno da Personalidade Antissocial 131
301.81/F60.81	Transtorno da Personalidade Narcisista 132
301.50/F60.4	Transtorno da Personalidade Histriônica 132
301.4/F60.5	Transtorno da Personalidade Obsessivo-compulsiva 132
301.82/F60.6	Transtorno da Personalidade Evitativa 132
301.6/F60.7	Transtorno da Personalidade Dependente 133
301.0/F60.0	Transtorno da Personalidade Paranoide 133
301.20/F60.1	Transtorno da Personalidade Esquizoide 133
301.22/F21	Transtorno da Personalidade Esquizotípica 133
310.1/F07.0	Mudança de Personalidade Devido a Outra Condição Médica (Indique a Condição Médica) 134
301.9/F60.9	Transtorno da Personalidade Não Especificado 134

Cuidado: Evitando o Uso Forense de Transtorno da Personalidade Não Especificado 134

Cuidado: Dimensões da Personalidade na Seção 3 do DSM-5 136

CAPÍTULO 12

■ Transtornos do Controle de Impulsos — 138

312.31/F63.0 TRANSTORNO DO JOGO 138
Cuidado: O Conceito de Comportamentos Aditivos 139

312.34/F63.81 TRANSTORNO EXPLOSIVO INTERMITENTE 140
Cuidado: Diagnóstico de Transtorno Explosivo Intermitente 141

312.33/F63.1 PIROMANIA 141

312.32/F63.3 CLEPTOMANIA 142

312.30/F63.9 TRANSTORNO DO CONTROLE DE IMPULSOS NÃO ESPECIFICADO 143
Cuidado: Evitando o Uso Forense do Transtorno do Controle de Impulsos Não Especificado 143

CAPÍTULO 13

■ Transtornos Alimentares — 144

307.1/F50.00 ANOREXIA NERVOSA 144

307.51/F50.2 BULIMIA NERVOSA 146

307.51/F50.8 TRANSTORNO DE COMPULSÃO ALIMENTAR 147
Cuidado: Transtorno de Compulsão Alimentar 147

307.50/F50.9 TRANSTORNO ALIMENTAR NÃO ESPECIFICADO 148
Cuidado: Transtorno Alimentar Restritivo/Evitativo 148

CAPÍTULO 14

■ Transtornos do Sono-Vigília — 149

307.42/F51.01 TRANSTORNO DE INSÔNIA 149

TRANSTORNO DO SONO-VIGÍLIA DO RITMO CIRCADIANO 152

307.45/G47.21 Tipo Fase do Sono Atrasada 152
307.45/G47.22 Tipo Fase do Sono Avançada 152
307.45/G47.23 Tipo Sono-Vigília Irregular 152
307.45/G47.24 Tipo Sono-Vigília Não de 24 Horas 152
307.45/G47.26 Tipo Trabalho em Turnos 152
307.45/G47.20 Tipo Não Especificado 152

780.54/G47.10 TRANSTORNO DE HIPERSONOLÊNCIA   153

780.57/G47.30 APNEIA DO SONO NÃO ESPECIFICADA   154

TRANSTORNOS DE DESPERTAR DO SONO NÃO REM   155
- 307.46/F51.3   Tipo Sonambulismo   155
- 307.46/F51.4   Tipo Terror no Sono   155

307.47/F51.5   TRANSTORNO DO PESADELO   155

327.42/G47.52   TRANSTORNO COMPORTAMENTAL DO SONO REM   156

TRANSTORNO DO SONO-VIGÍLIA INDUZIDO POR SUBSTÂNCIA   157
[Para códigos da CID-10-MC, veja o Apêndice Conversão para os Códigos da CID-10-MC]
- 291.82   Se Induzido por Álcool   157
- 292.85   Se Induzido por Qualquer Outra Substância (Indique a Substância)   157

327.01/G47.01   INSÔNIA DEVIDA A OUTRA CONDIÇÃO MÉDICA (INDIQUE A CONDIÇÃO MÉDICA)   158

327.14/G47.14   HIPERSONIA DEVIDA A OUTRA CONDIÇÃO MÉDICA (INDIQUE A CONDIÇÃO MÉDICA)   158

780.52/G47.00   INSÔNIA NÃO ESPECIFICADA   158

780.54/G47.10   HIPERSONIA NÃO ESPECIFICADA   158

780.59/G47.9   TRANSTORNO DO SONO-VIGÍLIA NÃO ESPECIFICADO   158

CAPÍTULO 15

Questões Sexuais e de Gênero   159

Cuidado: Disforia de Gênero   160

DISFORIA DE GÊNERO   160
- 302.6/F64.2   Disforia de Gênero em Crianças   160
- 302.85/F64.1   Disforia de Gênero em Adolescentes e Adultos   160

DISFUNÇÕES SEXUAIS   161
- 302.71/F52.0   Transtorno do Desejo Sexual Masculino Hipoativo   161
- 302.72/F52.21   Transtorno Erétil   161
- 302.75/F52.4   Ejaculação Prematura (Precoce)   162
- 302.74/F52.32   Ejaculação Retardada   163
- 302.72/F52.22   Transtorno do Interesse/Excitação Sexual Feminino   164
- 302.73/F52.31   Transtorno do Orgasmo Feminino   165
- 302.76/F52.6   Transtorno da Dor Gênito-pélvica/Penetração   166

Disfunção Sexual Relacionada a Substância   167
[Para códigos da CID-10-MC, veja o Apêndice Conversão para os Códigos da CID-10-MC]
291.89   Se Induzida por Álcool   167
292.89   Se Induzida por Qualquer Outra Substância
            (Indique a Substância)   167

Disfunção Sexual Devida a Outra Condição Médica
(Indique a Condição Médica)   168
608.89/N50.8   Transtorno do Desejo Sexual Masculino Hipoativo Devido a Outra Condição Médica   168
607.84/N52.9   Disfunção Erétil Devida a Outra Condição Médica   168
625.8/N94.89   Transtorno do Interesse/Excitação Sexual Feminino Devido a Outra Condição Médica   168
625.0/N94.1   Transtorno da Dor Gênito-pélvica/Penetração Devido a Outra Condição Médica   168
302.70/F52.9   Disfunção Sexual Não Especificada   169

TRANSTORNOS PARAFÍLICOS   169
302.2/F65.4   Transtorno Pedofílico   169
302.4/F65.2   Transtorno Exibicionista   169
302.82/F65.3   Transtorno Voyeurista   169
302.89/F65.81   Transtorno Frotteurista   169
302.84/F65.52   Transtorno do Sadismo Sexual   169
302.83/F65.51   Transtorno do Masoquismo Sexual   169
302.81/F65.0   Transtorno Fetichista   169
302.3/F65.1   Transtorno Transvéstico   169
302.9/F65.9   Transtorno Parafílico Não Especificado   169
Cuidado: Transtornos Parafílicos Rejeitados   173

CAPÍTULO 16
■ Transtornos Relacionados a Sintomas Físicos 175

300.82/F45.1   TRANSTORNO DE SINTOMAS SOMÁTICOS   175
Cuidado: Evite Diagnosticar em Excesso o Transtorno de Sintomas Somáticos do DSM-5   177

TRANSTORNO CONVERSIVO (TRANSTORNO DE SINTOMAS NEUROLÓGICOS FUNCIONAIS)   178
300.11/F44.4   Transtorno Conversivo com Sintomas Motores   178
300.11/F44.6   Transtorno Conversivo com Sintomas Sensoriais   178
300.11/F44.5   Transtorno Conversivo com Convulsões   178
300.11/F44.7   Transtorno Conversivo com Apresentação Mista   178

316/F54	FATORES PSICOLÓGICOS QUE AFETAM OUTRAS CONDIÇÕES MÉDICAS 179
300.19/F68.10	TRANSTORNO FACTÍCIO 180

CAPÍTULO 17
■ Transtornos Dissociativos   182

Cuidado: Transtornos Dissociativos – Alerta de Modismo 182

300.14/F44.81   TRANSTORNO DISSOCIATIVO DE IDENTIDADE (TRANSTORNO DE MÚLTIPLAS PERSONALIDADES) 183
Cuidado: Transtorno Dissociativo de Identidade
(Transtorno de Múltiplas Personalidades) 183

300.12/F44.0   AMNÉSIA DISSOCIATIVA 184
Cuidado: Amnésia Dissociativa 185

300.6/F48.1   TRANSTORNO DE DESPERSONALIZAÇÃO/DESREALIZAÇÃO 186

300.15/F44.9   TRANSTORNO DISSOCIATIVO NÃO ESPECIFICADO 188

CAPÍTULO 18
■ Códigos para Condições que Podem ser o Foco da Atenção Clínica, mas que Não São Transtornos Mentais   189

CONVITE: FAVOR USAR ESTES CÓDIGOS COM MAIS FREQUÊNCIA 189

PROBLEMAS DE RELACIONAMENTO 190

V61.20/Z62.820	Problema de Relacionamento entre Pais e Filhos 190
V61.10/Z63.0	Problema de Relacionamento com o Parceiro 190
V61.8/Z62.891	Problema de Relacionamento com Irmão 190
V62.81/Z63.9	Problema de Relacionamento Não Especificado 190

PROBLEMAS RELACIONADOS A ABUSO OU NEGLIGÊNCIA 190
[Para códigos da CID-10-MC, veja o Apêndice Conversão para os Códigos da CID-10-MC]

TRANSTORNOS DO MOVIMENTO INDUZIDOS POR MEDICAMENTOS 190

332.1/G21.11	Parkinsonismo Induzido por Neuroléptico 190
332.1/G21.19	Parkinsonismo Induzido por Outro Medicamento 190
333.92/G21.0	Síndrome Neuroléptica Maligna 190
333.72/G24.02	Distonia Aguda Induzida por Medicamento 190

333.99/G25.71	Acatisia Aguda Induzida por Medicamento	190
333.85/G24.01	Discinesia Tardia 190	
333.72/G24.09	Distonia Tardia 190	
333.99/G25.71	Acatisia Tardia 190	
333.1/G25.1	Tremor Postural Induzido por Medicamento	190
333.90/G25.9	Outro Transtorno do Movimento Induzido por Medicamento 190	

OUTROS PROBLEMAS 191

V15.81/Z91.19	Não Adesão a Tratamento Médico 191
V65.2/Z76.5	Simulação 191
V71.01/Z72.811	Comportamento Antissocial Adulto 191
V71.02/Z72.810	Comportamento Antissocial de Criança ou Adolescente 191
V62.89/R41.83	Funcionamento Intelectual *Borderline* 191
780.97/R41.82	Declínio Cognitivo Relacionado à Idade 191
V62.82/Z63.4	Luto 191
V62.3/Z55.9	Problema Acadêmico 192
V62.29/Z56.9	Problema Ocupacional 192
V62.89/Z65.8	Problema Religioso ou Espiritual 192
V62.4/Z60.3	Dificuldade de Aculturação 192
V62.89/Z60.0	Problema Relacionado à Fase da Vida 192
995.29/T43.205	Síndrome da Descontinuação de Antidepressivos 192
995.20/T50.905	Outros Efeitos Adversos dos Medicamentos 192

- **Apêndice. Conversão para os Códigos da CID-10-MC** **193**
- **Índice de Transtornos por Sintomas** **209**
- **Recursos para Códigos** **216**

Nota os leitores: A Conversão para os Códigos da CID-10-MC e os Recursos para Códigos também podem ser acessados *on-line* em *www.guilford.com/frances_updates*. Quando estiver lá, cadastre-se para receber um *e-mail* quando materiais novos ou atualizados sobre a codificação forem publicados.

# CAPÍTULO 1
■ Como Usar este Livro

Este livro é um guia conciso e acessível a diagnósticos e códigos mais precisos. Ele inclui:

- Uma ou mais perguntas de rastreamento para cada transtorno. (Note que nem todos os transtornos mentais que constam no DSM-5 serão tratados neste livro; omiti alguns que não parecem úteis.)
- Descrições prototípicas desses transtornos mentais, em vez de conjuntos de critérios complexos e difíceis, que costumam ser ignorados.
- Os diagnósticos diferenciais mais importantes que devem ser descartados para cada transtorno.
- Dicas de diagnósticos – tudo o que aprendi ao longo de 40 anos atendendo pacientes, supervisionando residentes e preparando o DSM-III, o DSM-III-R e o DSM-IV.
- Os códigos da CID-9-MC necessários para cada transtorno e os códigos da CID-10-MC sempre que possível.
- Cuidados para reduzir o excesso de diagnósticos e a influência de "modismos" diagnósticos.
- Cuidados quanto a aspectos questionáveis do DSM-5.

■ PÚBLICO

Fundamentos do diagnóstico psiquiátrico: respondendo às mudanças do DSM-5 foi escrito para todos que se interessam por diagnósticos psiquiátricos. Profissionais de todas as disciplinas da saúde mental e de todos os níveis de experiência irão encontrar dicas valiosas que ajudarão a chegar aos diagnósticos e aos códigos corretos. Para estudantes e residentes, o livro é uma introdução prática e abrangente para o que há de mais importante a respeito dos diagnósticos psiquiátricos. Estudantes e candidatos à residência terão, nesta obra, um valioso guia de estudos. Médicos da atenção primária (que realizam 80% das prescrições de medicamentos psiquiátricos)[1] serão orientados na direção do diagnóstico preciso no tempo limitado que terão com cada paciente. Médicos experientes podem pensar que já sabem tudo o que precisam sobre os diagnósticos, mas minha experiência sugere que a maioria não sabe. Aprendi muito escrevendo este livro e duvido que haja profissionais da saúde mental que não aprenderão muito lendo-o. E, por último, mas não menos importante, temos os pacientes e seus familiares, que podem ver neste livro uma ferramenta útil no processo de se tornarem consumidores mais informados. Os pacientes sempre foram meus professores; é bom ter a chance de retribuir o favor. Gostei muito de escrever este livro e espero que todos os leitores gostem de usá-lo também.

Ainda preciso tecer dois comentários sobre o uso que faço dos pronomes. Primeiro, apesar de usar "você" para me referir aos "profissionais da saúde" em grande parte do livro, minha intenção é sempre incluir os pacientes e suas famílias. Segundo, ao me referir ao "paciente", em geral tento alternar entre pronomes masculinos e femininos, exceto em casos em que pacientes com um diagnóstico específico são quase exclusivamente homens ou mulheres.

■ ORGANIZAÇÃO DO LIVRO

Nem todos os transtornos mentais apresentados no DSM-5 serão incluídos neste livro; omiti alguns que simplesmente não parecem ter utilidade. Também não usei os nomes que alguns transtornos acabaram recebendo no DSM-5. Além disso, a sequência de transtornos mentais apresentada aqui difere bastante de sua inconveniente organização no DSM-5. Sua ordem foi baseada em sua frequência na prática clínica e no interesse que profissionais e estudantes da saúde costumam demonstrar por eles. Com isso, fica mais fácil prestar atenção às mais importantes árvores que compõem a densa floresta de diagnósticos do DSM e ressaltar as questões mais interessantes e esclarecedoras dos diagnósticos diferenciais. Uma adição bem-vinda é que o livro, assim organizado, torna-se uma leitura muito mais convidativa e útil, em vez de ser um simples material referencial. O sumário indica em que página cada transtorno mental é tratado, junto com seus códigos da CID-MC.

Cada transtorno tem uma história para contar, e cada um ilustra a fascinante variedade do comportamento humano na saúde e na doença.

Cada capítulo começa com a lista dos transtornos sobre os quais trata. Em cada capítulo, o código da CID-9-MC (e, sempre que possível, o código da CID-10-MC) é apresentado junto à entrada principal de cada transtorno. O código da CID-9-MC é apresentado em fonte cinza-escuro, seguido de uma barra (/) e do código da CID-10-MC, apresentado em fonte clara. De acordo com um tratado internacional, todos os países do mundo usam os códigos da *Classificação internacional de doenças* (CID). Outros países que não os Estados Unidos têm usado o sistema de codificação da CID-10-MC há algum tempo. No DSM-IV, os códigos do *Manual diagnóstico e estatístico de transtornos mentais* eram os da CID-9-MC, mas o DSM-5 apresenta tanto estes quanto os códigos da CID-10-MC. Como o sistema da CID-10-MC é muito mais complexo que o da CID-9-MC, não são apresentados códigos da CID-10-MC para todos os transtornos, a fim de manter este livro breve e acessível. Mais códigos da CID-10-MC são apresentados na Conversão para os Códigos da CID-10-MC (p. 193), e a página de Recursos para Códigos (p. 216) traz *links* para diversos *websites* de transição/conversão.

Protótipo Diagnóstico versus *Critérios Diagnósticos*

A entrada de cada um dos transtornos mentais começa com uma pergunta de rastreamento e uma descrição prototípica breve. O DSM-5 é um livro muito amplo, em parte porque contém conjuntos de critérios diagnósticos muito detalhados para definir cada diagnóstico. A introdução desse método quando da publicação do DSM-III em 1980 foi um grande avanço na história da psiquiatria, visto que o uso cuidadoso de critérios (especialmente em ambientes forenses e de pesquisa) pode levar ao aumento da confiabilidade. Sem critérios, a pesquisa psiquiátrica seria impossível, e o nosso campo perderia credibilidade. Mas existe um porém: os conjuntos de critérios são tão complexos que a maioria dos profissionais simplesmente não os utiliza. Muitos dizem que já memorizaram os conjuntos de critérios, mas eu sei que isso é impossível; existem tantos critérios, para tantos transtornos, que é impossível lembrar de todos. Eu testei muitos profissionais supostamente experientes e especializados acerca de sua memória de itens específicos inclusos em diversos conjuntos de critérios, e eles constantemente fracassaram, muitas vezes de maneira terrível. Dadas as vicissitudes da memória, o melhor seria procurar as seções adequadas do DSM antes de fazer um diagnóstico, ou usar uma *checklist* do DSM, mas a maioria dos médicos ocupados não faz nada disso. Então, procurei uma abordagem alternativa para este livro. Em vez de oferecer critérios diagnósticos que as pessoas não vão lembrar, apresento um protótipo descritivo para cada diagnóstico que capture sua essência, espero que de maneira mais memorável. Esse "método prototípico" é útil e conveniente, sendo o que a maioria dos médicos usa, de qualquer forma.² Mas ele também tem nítidas limitações. Um diagnóstico mais preciso (usando critérios diagnósticos mais explícitos e detalhados e talvez até entrevistas semiestruturadas) é obviamente preferível para situações em que há mais tempo disponível e em que estabelecer confiabilidade é de extrema importância – por exemplo, em estudos de pesquisa, em procedimentos forenses, em determinações de deficiências, quando o diagnóstico é particularmente obscuro ou quando o tratamento baseado em um diagnóstico anterior falhou.³

Diagnóstico Diferencial e Dicas Diagnósticas

Após cada descrição prototípica, há um diagnóstico diferencial abrangente listando as condições que precisam ser descartadas. Dicas diagnósticas específicas a cada diagnóstico são fornecidas. Sempre que o diagnóstico diferencial for difícil, será útil rever os concorrentes semelhantes enquanto considera em qual o seu paciente se encaixa melhor. Se não houver informações o bastante para permitir uma escolha entre eles, ou se nenhum se encaixar muito bem, sinta-se à vontade para considerar uma categoria abrangente, sem especificação (veja a seguir).

Conversão para os Códigos da CID-10-MC e Recursos para Códigos

Um apêndice (Conversão para os Códigos da CID-10-MC, p. 193) oferece uma referência rápida para converter códigos CID-9-MC para CID-10-MC e detalhes adicionais sobre os códigos CID-10-MC, quando apropriado. A página de Recursos para Códigos (p. 216) fornece URLs para diversos *sites* de transição/conversão. O *site* www.guilford.com/frances_updates destaca uma cópia da Conversão, uma versão alternativa em que os transtornos são listados em ordem alfabética, um conjunto atualizado periodicamente de Recursos para Códigos e uma opção para receber notificações sobre atualizações por *e-mail*.

Índice de Transtornos por Sintomas

O Índice de Transtornos por Sintomas permite determinar que transtornos mentais devem ser considerados para cada sintoma presente, e verificá-lo é uma maneira útil de garantir que nenhuma possibilidade está sendo ignorada.

■ CONTENDO O EXCESSO DE DIAGNÓSTICOS E EVITANDO MODISMOS

Estudos epidemiológicos retrospectivos relatam que 20% da população em geral preenchem critérios operacionais para um diagnóstico psiquiátrico atual e que 50% os preenchem para um diagnóstico ao longo da vida.[4] Estudos epidemiológicos prospectivos dobram esses índices e sugerem que os transtornos mentais estão se tornando praticamente onipresentes.[5,6] Ao longo dos últimos 20 anos, passamos por três modismos imprevistos, parcialmente precipitados pelo DSM-IV: um aumento de 20 vezes no Transtorno do Espectro Autista,[7] a triplicação do Transtorno de Déficit de Atenção/Hiperatividade (TDAH)[8] e a duplicação de Transtornos Bipolares.[9] O modismo mais perigoso é um aumento de 40 vezes em Transtornos Bipolares infantis,[10] estimulado não pelo DSM-IV, e sim pelo *marketing* enganoso e imprudente das companhias farmacêuticas. Da população dos Estados Unidos, 20%[11] estão tomando um medicamento psicotrópico; 7% estão dependentes de um; e *overdoses* com medicamentos legais agora causam mais internações em serviços de emergência do que *overdoses* com drogas ilegais.[12,13]

Eu não acho que estejamos passando por uma epidemia real de aumento de transtornos mentais; pelo contrário, estamos em meio a uma epidemia de diagnósticos desinformados e hábitos de prescrição descuidados. Mudanças mínimas em como os transtornos são definidos e em como os critérios diagnósticos são aplicados podem resultar em alterações enormes nos índices de transtornos relatados e no uso de medicamentos. Parte do meu objetivo neste livro é ajudar a corrigir essa inflação diagnóstica e reduzir ou impedir essas modas. Sempre que apropriado, apresento cuidados e recomendações sobre como evitar a prática de diagnósticos descuidados, que leva ao excesso de diagnósticos. O médico sábio é sempre cauteloso e vai contra os modismos, em vez de juntar-se a eles. Se todos de repente tiverem um diagnóstico "do dia", a maioria provavelmente não terá, de fato, nada.

■ PROBLEMAS COM O DSM-5

O DSM-5 sofre a infeliz combinação de ambições excessivamente elevadas e de uma metodologia frouxa.[14] Sua esperança otimista era criar um avanço revolucionário na psiquiatria; em vez disso, o triste resultado é um manual que não é nem seguro nem cientificamente correto.[15] Por exemplo, ele introduziu três novos transtornos que permeiam o tênue limite da normalidade: Transtorno de Compulsão Alimentar, Transtorno Neurocognitivo Leve e Transtorno Disruptivo da Desregulação do Humor. A menos que esses diagnósticos sejam usados com moderação, milhões de pessoas essencialmente normais serão mal diagnosticadas e submetidas a tratamentos potencialmente danosos e estigma desnecessário. O DSM-5 também reduziu os requerimentos para diagnosticar transtornos existentes; por exemplo, duas semanas de luto normal se transformaram em Transtorno Depressivo Maior. Os critérios para o TDAH adulto foram afrouxados, podendo ser confundido com distração normal e facilitando o uso ilegal de estimulantes prescritos para aumento de desempenho ou propósitos recreativos. O DSM juntou, em uma mesma categoria, um estágio inicial – Abuso de Substância – com outro, geralmente tardio, de Dependência de Substância, confundindo seus cursos e necessidades de tratamento e criando estigmas desnecessários.[16]

Nenhuma dessas mudanças se baseou em sólida fundamentação científica; nenhuma foi testada suficientemente; nenhuma tem qualquer relação comprovada com tratamento efetivo; e todas estão sujeitas a grave abuso. Por exemplo, o Transtorno Disruptivo da Desregulação do Humor foi incluído no DSM-5 apesar de ter sido estudado por somente um grupo de pesquisa e por um período de apenas seis anos. Uma petição de 51 associações de saúde mental para que as mudanças no DSM-5 fossem revisadas por especialistas independentes em medicina baseada em evidências foi rejeitada sem explicação.[17] O DSM-5, assim, abriu as comportas para uma piora na inflação diagnóstica e no uso excessivo de medicamentos.

CUIDADO!

O meu conselho é ter cuidado com mudanças introduzidas pelo DSM-5 que encorajem a inflação diagnóstica. Para ajudar os médicos a evitar esse excesso, eu discuto transtornos problemáticos do DSM-5 em quadros Cuidado em seções relevantes. Os quadros incluem explicações sobre por que acredito que esses diagnósticos específicos devam ser evitados (ou ignorados por completo). Os quadros Cuidado aparecem após os protótipos diagnósticos para esses transtornos estabelecidos que podem ser mal utilizados caso os critérios menos restritivos do DSM-5 sejam seguidos.

Tenha em mente que nem todos os sintomas e problemas de vida são causados por transtornos mentais e que um diagnóstico malfeito pode ser extremamente prejudicial. Em situações em que é necessário tomar uma decisão, sempre é muito mais seguro e mais preciso diagnosticar a menos do que a mais. É muito fácil acrescentar um diagnóstico quando o tempo e a experiência mostram ser apropriado, mas, quando se realiza um diagnóstico equivocado, ele passa a assumir vida própria, sendo muito difícil desfazê-lo. No restante deste capítulo, ofereço aos médicos algumas orientações práticas para realizar diagnósticos precisos.

■ A ENTREVISTA DE DIAGNÓSTICO

O Relacionamento vem Antes

Um diagnóstico preciso surge de um esforço colaborativo com o paciente. Trata-se tanto do produto desse bom relacionamento quanto de uma das melhores formas de promovê-lo. A primeira entrevista é um momento desafiador, arriscado, mas potencialmente mágico. Grandes coisas podem acontecer se for estabelecido um bom relacionamento e se o diagnóstico correto for feito. Mas, se você não conseguir se sair bem na primeira consulta, a pessoa pode nunca mais voltar para uma segunda. E o paciente nem sempre facilita. É possível que você depare com ele em um dos piores dias de sua vida. As pessoas frequentemente esperam até que seu sofrimento seja tão desesperador a ponto de se tornar maior que o medo, a desconfiança ou o constrangimento que as impediram de buscar ajuda antes. Para você, um paciente novo pode ser simplesmente seu oitavo paciente em um longo e agitado dia. Para esse paciente, o encontro costuma estar cercado de expectativas exageradas, tanto para o bem quanto para o mal. Cada avaliação diagnóstica é importante para o paciente e também deve ser para você. O foco deve se dar sempre na necessidade do paciente de ser ouvido e compreendido, acima de qualquer outra coisa.

Torne o Diagnóstico um Trabalho em Equipe

Transforme a busca pelo diagnóstico em um projeto conjunto que demonstre sua empatia, e não em uma tarefa fria que parece invasiva (lembre-se de sempre fornecer informações e orientações). O paciente deve sair se sentindo compreendido e esclarecido. Nunca se esqueça de que essa avaliação pode ser o ponto crucial que irá alterar todo o futuro do paciente.

Mantenha o Equilíbrio nos Momentos Iniciais

Existem dois tipos opostos de riscos que ocorrem nos primeiros momentos da primeira entrevista. Muitos médicos se apressam e tiram conclusões precipitadas com base em dados muito limitados e se prendem a primeiras impressões incorretas, cegos a fatos contraditórios subsequentes. No outro extremo, há aqueles que têm um foco muito lento, perdendo informações incrivelmente ricas que se fazem presentes logo na primeira consulta. Os pacientes vêm prontos para lhe passar muitos dados, conscientemente ou não, por meio das palavras e do comportamento. Mantenha o equilíbrio: esteja ainda mais alerta nesses primeiros minutos, mas não se apresse a tirar conclusões diagnósticas precipitadas.

Equilibre Perguntas Abertas com Perguntas de Checklist

Até o DSM-III, o treinamento em entrevistas enfatizava a importância de dar ao paciente a maior liberdade de expressão possível. Isso era extremamente útil na hora de esclarecer os problemas individuais na apresentação de cada pessoa, mas a falta de estrutura e de perguntas específicas gerava baixa confiabilidade diagnóstica. Os médicos podem concordar em diagnósticos apenas se coletarem informações equivalentes e se estiverem trabalhando com a mesma base de dados. O desejo de alcançar confiabilidade e eficiência levou os médicos de alguns centros a ir muito longe na direção oposta: eles realizam entrevistas fechadas e baseadas em *checklists*, focadas apenas em extrair respostas do tipo "sim ou não" com base em critérios exclusivos do DSM. Levadas a extremos, ambas as abordagens deixam de captar o essencial do paciente: a primeira, devido à liberdade idiossincrática, e a segunda, devido ao estreito reducionismo. Permita que seus pacientes se revelem espontaneamente, mas também faça as perguntas que precisam ser feitas.

Use Perguntas de Rastreamento para Aproximar-se do Diagnóstico

A maneira mais adequada de alcançar um diagnóstico confiável, preciso e compreensivo é realizando uma entrevista semiestruturada que combine uma ampla variação de perguntas abertas e fechadas. Contudo, essa abordagem necessita de horas para ser realizada e só é possível em pesquisas especializadas ou em situações forenses, em que não há limitações de tempo, e a confiabilidade é o que mais importa. A entrevista clínica no dia a dia necessariamente requer atalhos; não se pode fazer todas as perguntas sobre todos os diagnósticos. Após ouvir atentamente os problemas do paciente, você deve selecionar que ramo da árvore diagnóstica investigar primeiro. Coloque os sintomas entre os mais pertinentes das categorias amplas (p. ex., Transtornos Depressivos, Transtornos Bipolares, Transtornos de Ansiedade, Transtorno Obsessivo-compulsivo [TOC], Transtornos Psicóticos, Transtornos Relacionados a Substâncias, etc.). Depois, faça as perguntas de rastreamento (fornecidas para cada transtorno) para começar a se focar no protótipo diagnóstico específico que melhor se enquadra ao paciente. Antes de se sentir confortável com seu diagnóstico, lembre-se de explorar com o paciente as possibilidades alternativas cobertas na seção de diagnóstico diferencial para aquele transtorno. Eu darei dicas de diagnósticos que poderão ajudá-lo no caminho. Sempre verifique o papel dos medicamentos – ou de outras substâncias – e das doenças não psiquiátricas em todos aqueles que você avalia.

Lembre-se da Significância Clínica

Os sintomas psiquiátricos são bastante presentes na população em geral. A maioria das pessoas saudáveis tem pelo menos um, e muitas têm alguns. Quando presente de forma isolada, um único sintoma (ou até alguns) não constitui, por si só, doença psiquiátrica. Duas condições adicionais também devem ser alcançadas antes que os sintomas possam ser considerados um transtorno mental. **Primeiro**, eles devem se agrupar de maneira característica. Sintomas isolados de depressão, ansiedade, insônia, dificuldades de memória, problemas de atenção e assim por diante nunca são, sozinhos, o suficiente para justificar um diagnóstico. **Segundo**, os sintomas devem causar sofrimento clinicamente significativo ou comprometimento clinicamente significativo no funcionamento social ou ocupacional. Essa advertência é tão importante que se trata de um aspecto central e essencial do diagnóstico diferencial para a maioria dos transtornos psiquiátricos. Tenha sempre em mente que identificar os sintomas nunca é o bastante; eles também precisam criar problemas graves e persistentes.

Realize uma Análise de Riscos e Benefícios

No momento de tomar uma decisão, pese os prós e os contras de atribuir determinado diagnóstico. A pergunta básica se resume a: "Esse diagnóstico tem maior potencial para ajudar ou para prejudicar? Faz sentido atribuir um diagnóstico quando o seu tratamento recomendado tiver se provado seguro e eficaz – do mesmo modo, faz sentido suspender um diagnóstico questionável se não houver um tratamento provado ou se o tratamento disponível tiver efeitos colaterais potencialmente prejudiciais. O diagnóstico por passos (veja a seguir) proporciona tempo para que o quadro clínico se revele e para que você o compreenda de maneira mais aprofundada.

Não Interprete Mal uma Comorbidade

Para facilitar a confiabilidade, o DSM é um sistema de repartição (em vez de aglutinação); a "torta de diagnósticos" foi repartida em fatias bem pequenas. Muitos pacientes se apresentam com mais de um grupo de sintomas e requerem mais de um diagnóstico. Considerar todos os diagnósticos pertinentes aumenta a precisão e proporciona uma visão mais completa da pessoa. Mas ter mais de um transtorno não quer dizer que cada um seja independente dos outros ou que eles necessitem de tratamentos separados. Os transtornos mentais do DSM não passam de síndromes descritivas; não se trata necessariamente de doenças distintas. Os múltiplos diagnósticos podem refletir uma etiologia subjacente e podem responder a um tratamento. Por exemplo, Transtorno de Pânico e Transtorno de Ansiedade Generalizada podem ser duas faces da mesma tendência a problemas de ansiedade. Ter categorias separadas para cada um ajuda, porque algumas pessoas têm apenas sintomas de pânico, enquanto outras apresentam apenas sintomas de ansiedade generalizada. Ter categorias separadas acrescenta informações e aumenta a precisão, embora não deva implicar causalidades separadas ou a necessidade de tratamentos separados. Interpretar mal uma comorbidade pode levar ao uso prejudicial de medicamentos, se o médico acreditar (incorretamente) que cada transtorno mental necessariamente requer um tratamento próprio.

Seja Paciente

Com algumas pessoas, as coisas são tão claras que o diagnóstico é feito em cinco minutos. Mas, com outras, pode levar cinco horas. Com outras, ainda, pode levar cinco meses ou, até, cinco anos. As impressões diagnósticas são hipóteses que merecem ser testadas, e não cortinas que podem encobrir novas informações ou o quadro geral. Se você se apressar e decidir por um diagnóstico precipitadamente, pode cometer erros graves.

Não Sinta Vergonha de Usar Categorias "Não Especificadas"

Como seria simples se os sintomas dos nossos pacientes se adequassem bem aos pacotinhos fechados contidos nas definições do DSM. Mas a vida real sempre é muito mais complicada do que está escrito no papel. As apresentações psiquiátricas são heterogêneas e se sobrepõem, geralmente com limites muitos difusos. Com frequência, chega um paciente apresentando sintomas que indicam a presença de um transtorno mental, mas que não se enquadram precisamente nos limites de uma das categorias definidas do DSM. Existe um motivo para que as muitas categorias "Não Especificadas" apareçam tantas vezes no DSM-5. Essas categorias proporcionam parâmetros indispensáveis quando os pacientes definitivamente precisam de um diagnóstico, mas não se encaixam em moldes existentes. Sem elas, a diversidade de sofrimentos no mundo exigiria que incluíssemos uma lista cada vez maior de novos transtornos mentais, aumentando, assim, os riscos dos excessos de diagnósticos e enterrando o sistema sob uma camada de complexidade ininteligível.

A psiquiatria tem muitos tons de cinza que se perdem com pensamentos em preto e branco. O uso do rótulo "Não Especificado" reflete e anuncia que existe um nível apreciável de incerteza diagnóstica – algo útil quando a resposta simples e rápida costuma estar errada e ser prejudicial. A incerteza pode surgir quando não há informações suficientes, ou quando um paciente tem uma apresentação atípica ou subclínica, ou quando não estiver claro se são substâncias ou outras doenças que estão causando os sintomas. A designação "Não Especificado" implica que precisaremos estender a avaliação e aprender muito mais antes de nos comprometermos. Admitir incerteza é um bom primeiro passo para um diagnóstico preciso. Pseudoprecisão não é precisão, e certeza prematura não traz certeza alguma; em vez disso, ambas levam às perigosas e involuntárias consequências do estigma desnecessário e do tratamento medicamentoso excessivo.

Imagine que um paciente tenha depressão aparente mas ainda não esteja claro se seus sintomas constituem um Transtorno Depressivo primário, efeitos do abuso de álcool ou de uma doença não psiquiátrica, efeitos colaterais de medicamentos ou uma combinação destes. Até que a situação inteira fique clara, Transtorno Depressivo Não Especificado é o diagnóstico correto. Ou imagine que um adolescente apresente um início de sintomas psicóticos, e seja muito cedo para dizer se se trata de Transtorno Bipolar, Transtorno Psicótico Breve ou o resultado do uso repetido (não relatado) de LSD. Fique com o Transtorno Psicótico Não Especificado até que o tempo (idealmente) esclareça tudo. Evite realizar diagnósticos de "bate-pronto".

Um aviso importante: por mais maravilhosas e necessárias que sejam as categorias Não Especificadas para a prática clínica, elas são questionáveis e completamente inúteis nos procedimentos forenses e nunca devem ser levadas a sério como testemunho de especialista. O trabalho forense requer um grau muito maior de precisão e de entendimento que jamais será alcançado nos diagnósticos Não Especificados.

Cuidado com os "Outros" Diagnósticos

O DSM-5 introduziu uma nova convenção que considero arriscada. Para muitas categorias, o médico pode codificar "Outro" – como em Outro Transtorno Psicótico, Outro Transtorno Depressivo, Outro Transtorno de Ansiedade ou Outro Transtorno Parafílico. Eu me oponho a essa medida porque proporciona uma "porta dos fundos" para trazer de volta diagnósticos que foram explicitamente rejeitados pelo DSM-5 ou relegados à Seção 3 para transtornos que requerem mais estudos, como Síndrome de Psicose Atenuada, Misto de Ansiedade e Depressão, Parafilia Coerciva, Efebofilia, Dependência de Internet, Dependência de Sexo, e assim por diante. Eles foram todos rejeitados ou observados com muito cuidado por bons motivos e não devem ser usados casualmente na prática clínica ou forense. Pelo bem da consistência, às vezes incluí códigos para a categoria Outros, mas omito-os quando apresentam potencial de mau uso.

Teste Constantemente Seus Julgamentos Subjetivos

Não existem testes biológicos na psiquiatria, e (com exceção dos testes para demência) não há qualquer um em vista até pelo menos a próxima década. Os diagnósticos psiquiátricos dependem de julgamentos subjetivos que são necessariamente falhos, não devem ser definitivos e precisam ser constantemente testados ao se conhecer melhor o paciente e ver como seu curso evolui. Quanto mais informação, melhor, especialmente porque as pessoas nem sempre sabem como se expressar. Sempre que possível, converse com a família e com outras pessoas, além de obter registros (tanto médicos quanto psiquiátricos, se disponíveis). Você não precisa necessariamente acreditar em diagnósticos anteriores (as pessoas mudam, e erros diagnósticos são frequentes), mas deve sempre levá-los em consideração. E, se o tratamento não estiver funcionando, sempre reconsidere o diagnóstico.

Sempre Documente Seu Raciocínio

Por si só, um diagnóstico não passa de um simples rótulo. Fornecer um raciocínio claro para suas conclusões conforme elas vão sendo formadas ajuda seu raciocínio clínico e seu acompanhamento longitudinal (além de protegê-lo da má prática). Que fatores na apresentação atual, na história pessoal, no curso, na história familiar e na resposta a tratamentos anteriores do paciente melhor orientaram seu raciocínio? Quais são as perguntas sem respostas e que áreas permanecem incertas? O que você irá procurar em visitas futuras? Documentação de qualidade é um bom sinal (além de ser um bom guia) da boa prática diagnóstica.

Lembre-se da Importância do que Está Fazendo

Se bem feito, o diagnóstico psiquiátrico leva ao tratamento adequado, gerando boa chance de cura ou, pelo menos, substancial melhora. Se malfeito, o diagnóstico psiquiátrico leva a um pesadelo de tratamentos prejudiciais, estigma desnecessário, oportunidades perdidas, expectativas reduzidas e profecias autorrealizáveis negativas. Vale investir no tempo necessário para realizar diagnósticos psiquiátricos com responsabilidade. Realizar diagnósticos de maneira competente não vai garantir que você seja um médico competente, mas nem sequer é possível ser um médico satisfatório sem boas habilidades de diagnóstico.

DIAGNÓSTICO POR PASSOS

A principal causa dos diagnósticos imprecisos é a chegada a conclusões precipitadas, e a melhor garantia de precisão e segurança é o "diagnóstico por passos". Quando o diagnóstico apropriado é completamente óbvio e prontamente acordado, é possível realizá-lo com rapidez e confiança. Isso é verdadeiro sobretudo para as manifestações clássicas dos transtornos mais graves. Mas uma abordagem gradual é muito mais precisa e eficiente para as pessoas que apresentam sintomas mais moderados e ambíguos ou que apresentam uma história muito pequena para oferecer embasamento para uma previsão futura. Tentar encerrar um caso com pressa provavelmente será prematuro, errado e prejudicial.

Passo 1: Observar Atentamente

Como dito anteriormente, muitas pessoas vão para a primeira consulta quando seus sintomas estão no auge. Elas podem estar muito diferentes e, com frequência, muito menos apreensivas em consultas posteriores. Um diagnóstico preciso costuma ser impossível se você tiver apenas um evento que não dá conta da vida inteira da pessoa. Com exceção dos casos mais claros, é sempre melhor diagnosticar a menos (ou não estabelecer qualquer diagnóstico) durante as primeiras consultas.

Passo 2: Certifique-se de que os Sintomas São Graves e Persistentes o Bastante

Os sintomas psiquiátricos são amplamente distribuídos na população em geral. Tristeza, ansiedade, problemas para dormir, cansaço, sintomas somáticos – todos fazem parte de uma experiência chamada vida. É apenas quando esses sintomas estão agrupados em um padrão reconhecível, persistem ao longo do tempo e causam sofrimento ou comprometimento clinicamente significativos que se realiza um diagnóstico de transtorno mental.

Passo 3: Eduque, Relacione com o Normal, Tranquilize

É útil, para as pessoas, saber que seus sintomas podem ser reações normais, esperadas e passageiras aos estresses e desapontamentos da vida. Educação e tranquilização costumam ajudar muito na rápida redução dos sintomas, proporcionando uma noção mais clara do diagnóstico. É claro, a normalização e a tranquilização devem ser realistas, sem minimizar a magnitude dos problemas reais.

Passo 4: Descarte o Papel das Substâncias

Sempre se certifique de considerar se o uso de substâncias ou se os efeitos colaterais de uma substância são a possível causa dos sintomas do paciente. Os sintomas psiquiátricos podem ter muitas causas. Abuso e Dependência de Substâncias podem alterar o funcionamento de maneira semelhante a muitos transtornos mentais, sendo que as pessoas frequentemente relutam muito em admitir que têm um problema com substâncias; questionamento cuidadoso e exames laboratoriais podem ser necessários. Além disso, lembre-se de que os medicamentos podem causar efeitos colaterais psiquiátricos – particularmente nos mais velhos, em pessoas que tomam muitos medicamentos diferentes (que podem interagir uns com os outros) e em pessoas que estão tomando um ou mais medicamentos em alta dosagem.

Passo 5: Considere o Papel das Condições Médicas

Especialmente nos idosos, sempre considere doenças neurológicas ou outras condições médicas como possível causa dos problemas psiquiátricos. Não é má ideia recomendar uma avaliação de um clínico geral e exames laboratoriais adequados para todos como parte rotineira do processo diagnóstico.

Passo 6: Seria um Transtorno Bipolar ou um Transtorno Depressivo?

Os Transtornos Bipolar e Depressivo são comuns, são heterogêneos e podem incluir uma ampla variedade dos sintomas vistos em muitas outras condições (p. ex., ansiedade, problemas de alimentação, de sono e/ou sexuais; decréscimos no funcionamento cognitivo; alucinações e ilusões; sofrimento somático; e assim por diante). Sempre considere os Transtornos Bipolar e Depressivo primeiro, antes de realizar outro diagnóstico.

■ UMA DÚZIA DE DICAS GERAIS

As 12 dicas a seguir servem para ajudar a chegar a um diagnóstico seguro e preciso. Dicas muito mais específicas são oferecidas para cada transtorno em capítulos subsequentes.

1. **Hipócrates disse que conhecer o paciente é tão importante quanto conhecer a doença.** Não se envolva tanto com os detalhes dos sintomas a ponto de deixar de compreender o contexto em que eles ocorrem.

2. **Use o tempo e faça um esforço.** Leva tempo para realizar o diagnóstico correto – tempo adequado para cada entrevista e frequentemente múltiplas entrevistas ao longo do tempo para compreender como as coisas estão evoluindo.
3. **Diagnostique o óbvio.** Quando em dúvida, aposte nas probabilidades. Como os animais exóticos, deve ser divertido pensar em diagnósticos exóticos, mas é provável que você quase nunca os veja na vida real. Fique com os diagnósticos mais comuns e raramente vai errar.
4. **Colete todas as informações que puder.** Nenhuma fonte única é completa. A triangulação dos dados de múltiplas fontes de informação leva a diagnósticos mais confiáveis.
5. **Considere diagnósticos anteriores, mas não acredite neles cegamente.** Como enfatizado anteriormente, os diagnósticos incorretos tendem a ter vida longa e o infeliz poder de permanecer por longo tempo afixados à pessoa. Sempre realize a sua própria avaliação cuidadosa do curso longitudinal completo da pessoa.
6. **Reconsidere constantemente o diagnóstico.** Isso é especialmente verdadeiro quando o paciente não está se beneficiando do tratamento baseado no diagnóstico. Os médicos podem ficar absortos após se focarem em um diagnóstico, ficando cegos a dados contraditórios.
7. **Crianças e adolescentes são particularmente difíceis de diagnosticar.** Eles têm história curta, amadurecem em ritmos variados, podem usar drogas ou álcool, além de reagirem a estresses em casa e no ambiente. É provável que o diagnóstico inicial seja instável e inadequado.
8. **Os idosos também são difíceis de diagnosticar.** Seus sintomas psiquiátricos podem ser causados por doenças neurológicas ou por outras doenças médicas e estão propensos aos efeitos colaterais, às interações e ao excesso de medicamentos.
9. **Quanto menor a gravidade da apresentação, maior a dificuldade do diagnóstico.** Não existe uma linha brilhante demarcando o limite extremamente confuso que estabelece os marcos do transtorno mental e da normalidade. Problemas mais leves costumam se resolver espontaneamente com o tempo, sem a necessidade de diagnósticos ou tratamento.
10. **Quando estiver em dúvida, é mais seguro e preciso diagnosticar a menos.** É mais fácil subir para um diagnóstico mais grave do que descer dele.
11. **Um diagnóstico preciso pode trazer grandes benefícios; um diagnóstico impreciso pode trazer o desastre.**
12. **Sempre se lembre do outro provérbio de Hipócrates que resiste ao tempo:** "Primeiro, não fazer mal".

REFERÊNCIAS

1. Mark TL et al. (2009): Datapoints: Psychotropic drug prescriptions by medical specialty. *Psychiatric Services, 9*(60), 1167, and Healthcare Business of Thomson Reuters.
2. Westen D (2012): Prototype diagnosis of psychiatric syndromes. *World Psychiatry, 11*(1), 16–21.
3. Frances A (2012): Prototypal diagnosis: Will this relic from the past become the wave of the future? *World Psychiatry, 11*(1), 26.
4. Kessler RC et al. (2005): Lifetime prevalence and age-of-onset distributions of DSM-IV disorders in the National Comorbidity Survey Replication. *Archives of General Psychiatry, 62*(6), 593–602.
5. Moffitt TE et al. (2010): How common are common mental disorders?: Evidence that lifetime prevalence rates are doubled by prospective *versus* retrospective ascertainment. *Psychological Medicine, 40*(6), 899–909.
6. Copeland W et al. (2011): Cumulative prevalence of psychiatric disorders by young adulthood: A prospective cohort analysis from the Great Smoky Mountains Study. *Journal of the American Academy of Child and Adolescent Psychiatry, 50*(3), 252–261.
7. Centers for Disease Control and Prevention (2012): CDC estimates 1 in 88 children in United States has been identified as having an Autism Spectrum Disorder (acessoem8 deoutubro de 2012). *www.cdc.gov/media/releases/2012/p0329_autism_disorder.html*
8. Bloom B et al. (2011): Summary health statistics for U.S. children: National Health Interview Survey, 2010. *Vital Health Statistics, 10*(250). *www.cdc.gov/nchs/data/series/sr_10/sr10_250.pdf*
9. Ketter TA (2010): Diagnostic features, prevalence, and impact of bipolar disorder. *Journal of Clinical Psychiatry, 71*(6), e14.
10. Moreno C et al. (2007): National trends in the outpatient diagnosis and treatment of bipolar disorder in youth. *Archives of General Psychiatry, 64*, 1032–1039.
11. Medco Health Solutions (2011): *America's state of mind.* St. Louis, MO: Author.
12. Centers for Disease Control and Prevention (2011): Prescription painkiller overdoses at epidemic levels. *www.cdc.gov/media/releases/2011/p1101_flu_pain_killer_overdose.html*
13. Murphy K (2012, 7 de abril): A fog of drugs and war. *Los Angeles Times* (acesso em 16 de setembro de 2012). *http://articles.latimes.com/2012/apr/07/nation/la-na-army-medication-20120408*
14. Frances A (2009): A warning sign on the road to DSM-V: Beware of its unintended consequences. *Psychiatric Times, 26*(8), 1–4.
15. Frances A (2010): The first draft of DSM-V. *British Medical Journal, 340,* c1168.
16. Frances A (2009): Whither DSM-V? *British JournalofPsychiatry, 195*(5), 391–392.
17. Division 32 Committee on DSM-5 (2012): The open letter to DSM-5 Task Force (acesso em 8 de outubro de 2012). *http://dsm5-reform.com/the-open-letter-to-dsm-5--task-force*

CAPÍTULO 2

■ Transtornos Diagnosticados Geralmente na Infância e na Adolescência

NESTE CAPÍTULO:

- Transtorno de Déficit de Atenção/Hiperatividade
- **CUIDADO!** TDAH e Idade
- Transtorno da Conduta e Transtorno de Oposição Desafiante
  - Transtorno da Conduta
  - Transtorno de Oposição Desafiante
  - Transtorno do Comportamento Disruptivo Não Especificado
- Transtorno do Espectro Autista
- Transtorno de Ansiedade de Separação
- Transtorno do Desenvolvimento Intelectual
- Transtorno Específico da Aprendizagem
- Transtornos Alimentares
  - Pica
  - Transtorno de Ruminação
- Transtornos da Eliminação
  - Encoprese
  - Enurese

■ TRANSTORNO DE DÉFICIT DE ATENÇÃO/HIPERATIVIDADE

314.01 / F90.1	**Transtorno de Déficit de Atenção/ Hiperatividade, Predominantemente Hiperativo-Impulsivo**
314.00 / F90.0	**Transtorno de Déficit de Atenção/ Hiperatividade, Predominantemente Desatenta**
314.01 / F90.2	**Transtorno de Déficit de Atenção/ Hiperatividade, Combinado**
314.9 / F90.9	**Transtorno de Déficit de Atenção/ Hiperatividade Não Especificado**

Pergunta de Rastreamento

Se o paciente for uma criança: "O seu filho é inquieto, está sempre ativo, é impulsivo e/ou incapaz de se concentrar na tarefa atual?"

Se o paciente for um adulto: "Hiperatividade e distração têm sido problemas para você?"

Protótipo Diagnóstico

Algumas crianças com TDAH (em especial os meninos) simplesmente são hiperativas e impulsivas. Outras (sobretudo as meninas) são apenas desatentas. A maioria apresenta uma combinação de ambos, com a hiperatividade gradualmente deixando de ser um problema conforme elas crescem. Cerca de dois terços continuam a exibir sintomas quando adultas, normalmente de forma atenuada. Os sintomas devem ser inerentes ao indivíduo e vistos em diferentes situações (p. ex., em casa, na escola, no consultório); não devem ser reações a uma situação específica.

Hiperatividade-Impulsividade

A criança é agitada, voltada para a ação, impaciente, apreensiva e inquieta – um tipo de máquina em movimento perpétuo. Ela vive em um ritmo acelerado: um beija-flor que quase nunca para, fica quieto, relaxa ou se tranquiliza. Se outras pessoas ficarem no caminho, elas serão atingidas, atropeladas, interrompidas, frequentemente aos berros e insensivelmente. Há mudanças rápidas de uma atividade a outra, sem jamais completar a tarefa anterior. É aparentemente impossível adiar a gratificação imediata ou resistir à tentação. As decisões são tomadas rápida e impulsivamente, sem planejamento, pensamento ou consideração suficientes acerca dos riscos ou das consequências.

Desatenção

A criança é incapaz de se concentrar; ela se distrai facilmente, além de ser desatenta e esquecida. Ela costuma se atrasar e perder prazos, é descuidada, propensa a erros e sempre perde suas coisas. Seu trabalho é bagunçado, desorganizado e muito aquém de suas capacidades.

CUIDADO! TDAH e Idade

Idade de Início

O DSM-5 comete o erro de permitir que o TDAH tenha uma idade de início até os 12 anos. Em vez disso, eu sugiro não realizar esse diagnóstico a menos que haja sinais claros e fortes de que o TDAH tenha se manifestado aos 7 anos ou antes. Crianças com diagnósticos adequados de TDAH praticamente nascem com o problema, exibindo-o logo cedo. Permitir o início tardio confunde ainda mais o TDAH com muitas outras causas psiquiátricas da hiperatividade, da impulsividade e da distração. Inícios tardios possivelmente terão outras causas. Tenha muito cuidado ao diagnosticar TDAH pela primeira vez em um adulto, visto que existe grande probabilidade de os sintomas estarem dentro de limites normais ou de se deverem a outros fatores, além de que os medicamentos estimulantes podem ser buscados para recreação, melhora no desempenho ou revenda.

TDAH Adulto

O DSM-5 reduziu o requerimento de sintomas para o TDAH adulto, além de ter afrouxado a idade requerida de início. Essas mudanças podem encorajar os "modismos" diagnósticos de TDAH adulto, levando à prescrição excessiva de medicamentos estimulantes, frequentemente para melhoras no desempenho ou para recreação. Não se junte ao modismo. Antes de fazer um diagnóstico, certifique-se de que os sintomas remontam à infância – não sendo características associadas de outro transtorno psiquiátrico – e de que são tão graves a ponto de serem considerados um transtorno psiquiátrico. Tome cuidado também com as possíveis simulações para obter medicamentos para uso impróprio ou revenda.

Diagnóstico Diferencial: Considere as Seguintes Condições

- **Imaturidade normal.** O que é adequado ao nível de desenvolvimento e completamente normal aos 4 anos pode ser TDAH aos 7.
- **Diferença individual.** Não existe comprometimento clinicamente significativo.
- **Transtorno de Oposição Desafiante (TOD).** Os comportamentos surgem de uma recusa obstinada a seguir regras ou autoridade.
- **Transtorno da Conduta.** Há um padrão de grave violação de regras.

- **Transtorno do Desenvolvimento Intelectual.** A criança parece desatenta ou desorganizada apenas porque não consegue acompanhar o trabalho.
- **Transtorno de Adaptação.** Os sintomas são respostas a um ambiente escolar caótico, a estresse familiar ou a mudanças nas circunstâncias de vida.
- **Outro transtorno mental.** Lembre-se de que a hiperatividade, a impulsividade e a desatenção são sintomas comuns em toda a psiquiatria (uso de substância, mania, demência, etc.)
- **Simulação.** O paciente deseja uma prescrição de medicamentos estimulantes para melhora do desempenho, recreação ou revenda.

Dicas Diagnósticas

- **Prevalência crescente.** Os índices de TDAH triplicaram em anos recentes; atualmente, ele é diagnosticado em impressionantes 10% das crianças. Uma parte disso se deve à melhor identificação de casos anteriores, mas ainda há excessos diagnósticos – por pressão do *marketing* das companhias farmacêuticas e porque o TDAH costuma ser um pré-requisito para se obter benefício escolar, como mais tempo para realizar provas.
- **Diferenças de desenvolvimento.** O TDAH também é excessivamente diagnosticado porque diferenças normais e esperadas no desenvolvimento normal foram demasiadamente medicadas e tratadas com remédios. O exemplo mais marcante é que nascer em dezembro, em vez de janeiro, é um forte fator de risco para TDAH quando 1º de janeiro é a data de corte para a matrícula em cada série. As crianças mais novas e menos maduras na turma (sobretudo os meninos) correm grave risco de ser equivocadamente diagnosticadas com TDAH e de receber medicamentos desnecessários.
- **Não especificidade dos sintomas de TDAH.** Hiperatividade, impulsividade e distração são todos amplamente distribuídos na população e são sintomas de muitos transtornos psiquiátricos.
- **Requerimentos além da presença dos sintomas.** Lembre-se de que não basta ter os sintomas na atualidade; também é necessário que eles tenham início cedo, que sejam inadequados ao desenvolvimento e persistentes, que estejam presentes em mais de uma situação (p. ex., na escola e em casa), que causem problemas funcionais ou sofrimentos significativos e que não se devam a outro transtorno psiquiátrico. Atender a todos esses requerimentos irá reduzir o excesso de diagnóstico do TDAH.
- **Diagnóstico por passos.** No caso do TDAH, isso inclui observação atenta, treinamento dos pais, readaptação das expectativas de pais e professores e intervenções ambientais.

- **Persistência dos sintomas.** Os comportamentos do TDAH devem ter estado presentes há pelo menos 6 a 12 meses. As crianças frequentemente estão apenas passando por uma fase de desenvolvimento ou por um período estressante em suas vidas.
- **Papel do ambiente.** O excesso de diagnóstico do TDAH nas crianças é ainda mais provável se os pais e/ou os professores estiverem estressados ou tiverem muito trabalho; se os adultos tiverem expectativas muito elevadas; e/ou se o ambiente em casa ou em sala de aula for muito perturbador.
- **Informantes.** A informação deve vir de tantas fontes quanto possível, para identificar o grau em que o problema está no ambiente, em vez de na criança.
- **Possível papel do uso de substâncias psicoativas.** Algumas substâncias podem causar todos os sintomas do TDAH. Fique muito atento se os problemas tiverem um início tardio (frequentemente por volta da puberdade).
- **Desvio de comprimidos.** Existe um grande mercado para estimulantes desviados de seu uso prescrito para comercialização, para que outros possam usá-los recreativamente ou para melhorar o desempenho. Cerca de 30% de estudantes universitários e de 10% de estudantes do ensino médio têm obtido medicamentos estimulantes dessa forma.

■ TRANSTORNO DA CONDUTA E TRANSTORNO DE OPOSIÇÃO DESAFIANTE

312.81/F91.1 **Transtorno da Conduta com Início na Infância**
312.82/F91.2 **Transtorno da Conduta com Início na Adolescência**
312.89/F91.9 **Transtorno da Conduta, Início Não Especificado**

Pergunta de Rastreamento

"O seu filho se mete em muitos problemas?"

Protótipo Diagnóstico

A criança (normalmente um menino) parece demonstrar pouco ou nenhum respeito pelos pais, pela lei ou pelos direitos ou sentimentos dos outros. Isso resulta em um padrão persistente de maus comportamentos variados e repetidos que envolvem agressão física e verbal; roubo e destruição de propriedade; engano, trapaça e manipulação; e violação das regras e das leis. A criança atrapalha a família, se mete em confusões na escola e pode ter contatos periódicos com o sistema da Justiça. Os problemas são sempre "culpa dos outros".

Diagnóstico Diferencial: Considere as Seguintes Condições

- **Sem transtorno mental.** Os maus comportamentos não são graves nem causam comprometimento clinicamente significativo.
- **Transtorno de Adaptação.** O mau comportamento não excede as normas culturais no ambiente da criança, ou ela está reagindo a uma situação familiar caótica ou abusiva.
- **Transtorno de Oposição Desafiante (TOD).** O TOD também tem um padrão de desafio à autoridade, mas sem a grave e constante falta de respeito pela lei e pelos direitos dos outros.
- **Transtornos por Uso de Substância.** A má conduta pode ocorrer apenas em relação à Intoxicação ou Dependência de Substância Psicoativa.
- **Transtorno de Déficit de Atenção/Hiperatividade.** O TDAH pode causar problemas de comportamento, mas não na mesma grandeza e frequência.
- **Transtornos Bipolar ou Depressivo.** A má conduta ocorre no contexto de sintomas depressivos ou maníacos claros.
- **Comportamento Antissocial de Criança ou Adolescente.** Qualquer ato isolado de mau comportamento, por mais grave que seja, não constitui um transtorno mental. Codifique como V71.02/Z72.810.

Dicas Diagnósticas

- **A criança ou o ambiente?** O diagnóstico de Transtorno da Conduta traz à tona a difícil questão sobre a melhor forma de separar um transtorno psiquiátrico de problemas familiares ou sociais.
  - **Contribuição da criança.** O conceito de transtorno mental implica que maus comportamentos repetitivos surgem de problemas dentro do indivíduo, não se tratando do resultado da criação em um ambiente caótico ou hostil, onde o mau comportamento é a norma. A definição do DSM para Transtorno da Conduta não ajuda muito; ela se baseia em uma lista estritamente descritiva de maus comportamentos e não realiza inferências causais sobre a contribuição relativa que surge da interação entre criança e ambiente.
  - **Contribuição do ambiente.** Tenha cuidado antes de aplicar o termo psiquiátrico "Transtorno da Conduta" a crianças que estão crescendo em ambientes conturbados impossíveis. O diagnóstico pode prestar

atenção demais à contribuição da criança e de menos à necessidade de fazer o que for possível para proporcionar um ambiente mais equilibrado. Quando em dúvida, diagnostique Transtorno de Adaptação, e não Transtorno da Conduta.
- **A criança ou a substância psicoativa?** Uma questão semelhante de causa e efeito vem do fato de que Abuso de Substância Psicoativa é uma manifestação do Transtorno da Conduta, além de ser, por si mesmo, causa de mau comportamento. O que se acreditava ser Transtorno da Conduta pode desaparecer completamente se o problema com substância for tratado com sucesso.
- **Fatores de risco.** Quanto mais cedo se dá o mau comportamento, e quanto maior sua agressividade e gravidade, maior a probabilidade de persistir até a vida adulta. Quanto menos grave o comportamento, e quanto mais tardio seu início, maior a probabilidade de que seja transitório e de que se deva a uso de substância, a pressão dos pares, a problemas de desenvolvimento e/ou a problemas familiares.
- **Taxas de conversão.** Cerca de um terço das crianças com Transtorno da Conduta persiste com seu mau comportamento e passa a se qualificar como adultos com o diagnóstico de Transtorno da Personalidade Antissocial. Todos os que sofrem de Transtorno da Personalidade Antissocial apresentam evidências de Transtorno da Conduta na infância. Se não houvesse essa exigência, praticamente todos os criminosos seriam diagnosticados com um transtorno mental, e o termo perderia significado.
- **Relação com o TOD.** O Transtorno da Conduta e o TOD representam um *continuum* de gravidade do mau comportamento, sem um limite claro separando os dois diagnósticos. Em caso de incerteza, dê à criança o benefício da dúvida e escolha o diagnóstico menos grave do TOD, especialmente se ela está crescendo em um ambiente rude e estressante.

313.81/F91.3   Transtorno de Oposição Desafiante

Pergunta de Rastreamento

"Você tem muitas disputas de poder com seu filho?"

Protótipo Diagnóstico

A criança é difícil para os pais: tem raiva a maior parte do tempo, discute muito, fala "Não!" rapidamente a tudo e é relutante em obedecer a regras ou seguir instruções. Facilmente irritado, o menino (às vezes são meninas) também parece gostar de ser irritante. Todos os limites são testados; tudo é culpa dos outros. A criança consegue se sentir sempre mal compreendida e abusada.

Diagnóstico Diferencial: Considere as Seguintes Condições

- **Teimosia normal para o nível de desenvolvimento.** Parte do crescer se dá no estabelecimento da independência e de uma identidade separada.
- **Problemas de Relacionamento entre Pais-Filhos.** Isso não é considerado um transtorno mental para qualquer dos envolvidos. Codifique como V61.20/Z62.820.
- **Transtorno de Adaptação.** O desafio se dá em reação a um estressor da vida, como divórcio, expectativas excessivamente altas na escola ou nascimento de um irmão.
- **Transtorno da Conduta.** O mau comportamento é mais grave e constante.
- **TDAH.** A criança também tem hiperatividade, impulsividade e/ou desatenção.
- **Transtornos Bipolar ou Depressivo.** A irritabilidade provém de sintomas claramente depressivos ou maníacos.
- **Transtorno de Ansiedade de Separação.** A oposição surge como resistência a separações.

Dicas Diagnósticas

- **Cuidado ao usar o diagnóstico.** As crianças quase sempre desapontam os pais em um ou outro momento. O TOD não deve ser diagnosticado casualmente só porque a criança não está se dando bem com um ou ambos os pais. Seu comportamento deve persistir e ocorrer em ambientes diversos.
- **Papel das expectativas familiares.** A "rebeldia" da criança pode ser uma reação esperada ao perfeccionismo dos pais e a exigências excessivas.
- **Relação com o Transtorno da Conduta.** O TOD, em algumas crianças, pode ser uma forma mais moderada ou um pródromo do Transtorno da Conduta. Mas muitas crianças com TOD nunca desenvolvem Transtorno da Conduta, sendo o TOD um fator de risco ainda menor para o Transtorno da Personalidade Antissocial adulto.
- **Drogas e rebeldia.** Sempre faça perguntas em relação ao uso de substâncias psicoativas em adolescentes, visto se tratar da fonte mais comum de confronto entre pais e filhos.
- **Dando prioridade a outros transtornos.** O TOD não costuma ser um acréscimo significativo se os confrontos com autoridades forem uma

complicação do TDAH, do Transtorno Bipolar ou Depressivo ou do Transtorno de Ansiedade.

312.9 / F90.9 Transtorno do Comportamento Disruptivo Não Especificado

Não use o Transtorno do Comportamento Disruptivo Não Especificado como uma "porta de entrada" para o Transtorno Disruptivo da Desregulação do Humor, que provavelmente seria um excesso de diagnóstico em crianças com ataques normais de temperamento (veja o quadro de Cuidado no fim do Capítulo 3 sobre esse último diagnóstico).

■ 299.00 / F84.0 TRANSTORNO DO ESPECTRO AUTISTA

Pergunta de Rastreamento

"O seu filho evita contato interpessoal, não compreende situações sociais, repete comportamentos estereotipados estranhos ou tem problemas de linguagem?"

Protótipo Diagnóstico

O DSM-5 misturou em um único Transtorno do Espectro Autista categorias separadas anteriormente para o Transtorno Autista (autismo grave clássico) e o moderado Transtorno de Asperger, que não incluía comprometimento da linguagem. A seguir, vemos os protótipos para cada um.

Transtorno Autista (Autismo Grave Clássico)

O autismo grave clássico é inconfundível. Os problemas surgem no início da infância e empobrecem gravemente a interação social, o desenvolvimento linguístico e o repertório comportamental da criança. Ela não tem uma habilidade inerente e automática de compreender e responder a situações e interações sociais. O contato visual comum, sorrisos, abraços e expressões de emoção que enriquecem nossas vidas interpessoais são ausentes. A linguagem demora a se desenvolver, é extremamente limitada, peculiar, estereotipada e não comunicativa. Os comportamentos são ritualísticos, inflexivelmente repetitivos, preocupantes e dispersos.

Transtorno de Asperger

O Transtorno de Asperger é uma forma moderada de autismo que não requer a presença de deficiência de linguagem. Foi acrescentado como um diagnóstico separado pelo DSM-IV, mas abandonado como termo pelo DSM-5. Em vez disso, o que se chamava de Asperger foi incluído como parte do Espectro Autista no DSM-5.

O Espectro Autista

O Transtorno do Espectro Autista inclui os dois protótipos anteriores, mas também descreve um grupo heterogêneo de pessoas que não incorporam mais um protótipo claro. Os problemas incluem comunicação não verbal peculiar; excentricidade nos interesses e nos maneirismos; comportamentos ritualísticos, repetitivos e restritos; sensibilidade sensorial forte e preferências inflexíveis; falta de intimidade interpessoal, reciprocidade e prazer; e isolamento/estranhamento social grave. Eles ocorrem em combinações e gravidades variadas, dificultando o diagnóstico. Essa utilização frouxa ajuda a explicar, em parte, o recente aumento em 20 vezes do índice de diagnóstico de Autismo.

Diagnóstico Diferencial: Considere as Seguintes Condições

- **Doenças neurológicas com início na primeira ou na segunda infância.** Uma dessas doenças é o Transtorno de Rett, que foi incluído no DSM-IV, mas retirado do DSM-5.
- **Transtorno do Desenvolvimento Intelectual.** A criança tem baixo QI, mas sem a desconexão social e o comportamento ritualístico.
- **Transtorno Específico da Aprendizagem.** Há déficits específicos da aprendizagem, mas sem os comportamentos autistas característicos.
- **TOC.** A criança pode apresentar rituais estranhos, mas o TOC costuma ter um início mais tardio, apego normal e linguagem intacta.
- **Transtorno de Ansiedade Social (Fobia Social).** Há estranhamento social, mas sem outras idiossincrasias sociais, comportamentais ou de linguagem.
- **Esquizofrenia.** Há um início posterior, e ilusões ou alucinações estão presentes.
- **Transtorno da Personalidade Esquizotípica.** Normalmente tem início posterior, mas há sobreposição considerável.
- **Excentricidade normal.** Os comportamentos refletem diferenças individuais e não causam sofrimento ou comprometimento clinicamente significativos.

Dicas Diagnósticas

- **Explosão nas taxas de prevalência.** O Transtorno do Espectro Autista costuma ser extremamente raro, mas aumentou 20 vezes em anos recentes, sendo diagnosticado, portanto, em mais de 1% da população em geral.
- **Razões para a epidemia.** Essas alterações rápidas nos índices de prevalência devem-se à reclassificação, e não a uma mudança real no índice de comportamentos autistas. Uma parte do aumento na prevalência se deve ao aumento da consciência, à redução do estigma e ao diagnóstico de casos muito mais moderados. Muito se deve a diagnóstico frouxo/classificação imprecisa, visto que o diagnóstico de Transtorno do Espectro Autista é um pré-requisito para ter acesso a benefícios escolares extras. É muito difícil distinguir o autismo moderado da excentricidade normal e do estranhamento social, assim como de outras causas de comportamento perturbado e problemas de aprendizagem. Com tanto em risco, os médicos frequentemente se sentem pressionados, em casos limítrofes e duvidosos, a realizar um diagnóstico de Transtorno do Espectro Autista.
- **Evitando o excesso de diagnóstico.** O Espectro Autista não tem limites claros entre excentricidade normal, Transtorno de Ansiedade Social (Fobia Social), TOC e transtornos relacionados, Transtorno da Personalidade Esquizotípica, Transtorno do Desenvolvimento Intelectual e problemas neurológicos. Os sintomas devem ser graves e persistentes, devem causar comprometimento clinicamente significativo e não podem ser mais bem explicados por outra condição.
- **Estabilidade do diagnóstico.** O Transtorno do Espectro Autista serve para descrever problemas persistentes e constantes, mas, devido ao seu diagnóstico frouxo, metade das crianças que foram classificadas como autistas está "superando" o problema.
- **Estigma.** Apesar de o estigma do Espectro Autista estar muito reduzido, certamente não desapareceu; aqueles que foram mal classificados frequentemente se sentem estigmatizados.
- **Expectativas reduzidas.** Classificar pessoas erroneamente com o Transtorno do Espectro Autista pode reduzir o que elas se consideram capazes de realizar e barrar oportunidades que poderiam se abrir a elas.
- **Preservando diferenças individuais.** Ser diferente é o tempero da vida, e não necessariamente um sintoma de doença psiquiátrica. O autismo grave clássico talvez seja o transtorno mental mais comprometedor, mas as formas mais moderadas do Transtorno do Espectro Autista fazem parte das diferenças individuais normais (e imperceptíveis) que devemos abraçar, e não patologizar.
- **Desconexão dos serviços.** Muitas crianças precisam desesperadamente de programas de educação especial, disponíveis apenas com o diagnóstico de

Transtorno do Espectro Autista. Seria melhor para elas, e levaria a diagnósticos mais precisos, se o acesso a serviços escolares necessários se baseasse mais em uma avaliação individual das suas necessidades educacionais do que em uma definição vaga, inclusiva e pouco preditiva do Autismo. Os serviços certamente são necessários, mas um diagnóstico do DSM não é necessariamente uma maneira útil ou específica de consegui-los.

- **Proporção de riscos-benefícios.** O diagnóstico frouxo do Transtorno do Espectro Autista resolve alguns problemas, mas cria seus próprios riscos para quem for erroneamente classificado.

■ 309.21/F93.0 TRANSTORNO DE ANSIEDADE DE SEPARAÇÃO

Pergunta de Rastreamento
"O seu filho tem medo excessivo de separação?"

Protótipo Diagnóstico
A criança entra em pânico quando é deixada para trás e tem pavor de ficar sozinha. A preocupação de ter de ir à escola no dia seguinte começa quase na mesma hora em que ela chega da escola no dia corrente. Prendendo-se a um dos pais, ela reclama de dor de barriga, diarreia ou dor de cabeça e começa a implorar e barganhar persistentemente por um dia de folga. À medida que a hora de dormir se aproxima, a criança inventa desculpas intermináveis para ficar de pé e se recusa a deixar que saiam do quarto até que ela durma. A criança tem medo de pesadelos, acorda frequentemente por causa deles e acaba passando a noite na cama dos pais. Quando a manhã chega, ela se preocupa, reclama, chuta, grita e se recusa a levantar antes de finalmente ser forçada a sair. Ela não tem amigos, porque não sai de casa para brincar, e seus colegas chamam-na de "bebê" e de "chorona".

Diagnóstico Diferencial: Considere as Seguintes Condições

- **Ansiedade normal do desenvolvimento.** Ansiedade de separação que é transitória e não causa comprometimento.
- **Transtorno de Adaptação.** Ansiedade que é uma reação esperada ao estresse (p. ex., divórcio, hospitalização de um dos pais), mas causa sofrimento ou comprometimento clinicamente significativos.

- **Outro transtorno mental.** Problemas de separação que fazem parte de uma apresentação clínica mais geral (p. ex., um Transtorno Depressivo, Transtorno de Ansiedade Generalizada, Transtorno de Pânico e Transtorno do Espectro Autista).

Dicas Diagnósticas

- **Evolução.** Medos de separação têm grande valor para a sobrevivência: crianças que não reclamavam da separação eram deixadas para trás ou comidas por tigres. Nossos ancestrais eram "chorões" que mantinham os pais por perto; é por isso que medo de separação é tão comum e normal.
- **Fatores de desenvolvimento.** Existe ampla variedade de medos normais, e o diagnóstico só deve ser feito quando os medos não forem adequados à idade e houver comprometimento significativo.
- **Fatores culturais.** Normas relacionadas ao valor relativo da independência *versus* dependência variam muito entre as culturas. Medos de separação devem exceder consideravelmente o esperado em determinada cultura.
- **Estresse.** Problemas transitórios de separação que ocorrem após estresse não constituem um transtorno mental.
- **Diagnóstico em adultos.** O Transtorno de Ansiedade de Separação costuma ser um transtorno infantil, mas raramente pode ser diagnosticado em adultos se o início se der antes dos 18 anos e se os medos de separação não puderem ser explicados como parte de outro transtorno.
- **Curso.** A maioria das crianças acaba superando seu medo excessivo de separação, mas, para algumas, trata-se de um prelúdio para um Transtorno de Ansiedade adulto.

■ TRANSTORNO DO DESENVOLVIMENTO INTELECTUAL

317 / F70	**Leve**
318.0 / F71	**Moderada**
318.1 / F72	**Grave**
318.2 / F73	**Profunda**

Pergunta de Rastreamento

"O seu filho aprende devagar?" "Isso está causando problemas?"

Protótipo Diagnóstico

Um teste de QI revela um escore baixo (a pontuação de corte do DSM-IV era 70), e o indivíduo também apresenta pontuação baixa em testes de funcionamento adaptativo.

Diagnóstico Diferencial: Considere as Seguintes Condições

- **Funcionamento Intelectual** *Borderline*. O QI está acima de 70. Codifique como V62.89/R41.83.
- **Transtorno do Espectro Autista.** Há também problemas graves em interações sociais e comportamentos estereotípicos.
- **Transtorno Específico da Aprendizagem.** O problema é específico à aprendizagem, em vez de geral a todas as funções intelectuais.
- **Transtorno Neurocognitivo Maior (Demência).** Início após os 18 anos.
- **Simulação.** A pessoa busca evitar responsabilidades legais ou de outra ordem fingindo incapacidade intelectual.
- **Outros transtornos mentais.** Transtornos Depressivos, Transtornos de Ansiedade e muitos outros interferem no funcionamento intelectual.

Dicas Diagnósticas

- **Teste de QI.** O Transtorno do Desenvolvimento Intelectual não é um diagnóstico que possa ser unicamente baseado em uma entrevista clínica, requerendo um teste individualizado de QI e um teste individualizado de funcionamento adaptativo, cada um realizado por um especialista na área e familiarizado com a origem linguística e cultural da criança.
- **Erro de mensuração.** Existe um erro inerente de mensuração em qualquer procedimento de teste. Novamente, a pontuação de corte de QI do DSM-IV para Transtorno do Desenvolvimento Intelectual era de 70, mas isso precisa ser interpretado no contexto de toda a situação clínica.
- **QI acima de 70.** Pontuações de QI ligeiramente elevadas (mais 5 pontos) podem ser consistentes com o diagnóstico de Transtorno do Desenvolvimento Intelectual se também houver problemas de funcionamento adaptativo.
- **QI enganosamente baixo.** QI abaixo de 70 pode ser não compatível com qualquer diagnóstico, caso não haja problemas de funcionamento adaptativo e/ou se a pessoa tiver se recusado a cooperar, tiver sido desatenta, ansiosa, deprimida, exausta ou se estiver sofrendo de outro transtorno mental durante o período do teste.

- **Outros motivos para pontuação baixa.** Os escores de QI podem não ser muito informativos se a pessoa não for fluente na língua do teste, tiver sido privada dos estudos, não estiver familiarizada com o conteúdo do teste, tiver graves deficiências de aprendizagem ou estiver simulando.
- **Consistência do teste.** O padrão dos escores é mais importante do que a pontuação em cada teste. Os escores em testes repetidos devem se aproximar de uma pontuação real. Quando há variação evidente, os escores mais altos tendem a ser mais indicativos, visto que há muitos motivos para um escore subestimar a inteligência de uma pessoa, embora não haja motivos para um escore superestimá-la.
- **Idade de início.** Deve ser antes dos 18 anos. Problemas intelectuais semelhantes com início após os 18 anos seriam classificados como Transtorno Neurocognitivo Maior (Demência).
- **Gravidade.** A maioria das pessoas com Transtorno do Desenvolvimento Intelectual seria classificada na variação de gravidade leve e normalmente não apresentaria uma etiologia claramente definida. Quanto mais grave o problema, maior a probabilidade de se encontrar uma causa por meio do exercício.
- **Transtornos mentais comórbidos.** Costumam se apresentar de maneira atípica, sendo difíceis de diagnosticar adequadamente na presença do Transtorno do Desenvolvimento Intelectual. A avaliação também é limitada, porque a pessoa pode não se expressar particularmente bem. Utilizar um diagnóstico Não Especificado, conforme descrito no Capítulo 1, é preferível a fazer um diagnóstico mais específico baseado em inferências não sustentadas. Por exemplo, o Transtorno Psicótico Não Especificado pode ser mais preciso do que um diagnóstico de Esquizofrenia para alguém com Transtorno do Desenvolvimento Intelectual que desenvolva ilusões ou alucinações.
- **Relação com o Autismo.** Tanto o Transtorno do Desenvolvimento Intelectual quanto o Transtorno do Espectro Autista podem ser diagnosticados quando ambos estão presentes.
- **Transtorno Específico da Aprendizagem.** Esse diagnóstico também pode ser feito se o problema de aprendizagem for desproporcional ao que seria esperado do QI da pessoa.

■ TRANSTORNO ESPECÍFICO DA APRENDIZAGEM

315.00/F81.0 **Leitura (problemas especiais de compreensão, velocidade ou acerto da leitura)**

315.1/F81.2 **Matemática (problemas especiais em aritmética, cópia de números ou sinais ou em reconhecê-los)**
315.2 /F81.81 **Expressão Escrita (problemas especiais com gramática, estrutura de frases ou organização)**
315.9/F81.9 **Não Especificado**

Pergunta de Rastreamento
"O seu filho tem algum problema de leitura, escrita ou matemática?"

Protótipo Diagnóstico
O desempenho na área específica do teste acadêmico está muito abaixo do esperado para a idade e o escore global de QI, ou para o nível de escolaridade alcançado. Os comprometimentos interferem na escola, no trabalho ou em outros aspectos do funcionamento diário.

Diagnóstico Diferencial: Considere as Seguintes Condições

- **Transtorno do Desenvolvimento Intelectual.** Os problemas específicos de desenvolvimento não são maiores do que seria esperado do QI geral da pessoa.
- **Transtorno do Espectro Autista.** Essa é a causa do funcionamento comprometido, mas ambos os diagnósticos podem ser feitos juntos se uma área acadêmica específica estiver desproporcionalmente comprometida.
- **Déficit sensorial.** Explica os problemas de aprendizagem.
- **TDAH.** Causa a pontuação baixa nos testes, mas ambos os diagnósticos podem ser feitos juntos quando apropriado.

Dicas Diagnósticas

- **Necessidade de um especialista em diagnósticos.** A maioria dos psiquiatras não sabe realizar testes ou tem conhecimento especializado para diagnosticar Transtorno Específico da Aprendizagem. Encaminhamento a um especialista, bem como levar em conta testes realizados no passado, quase sempre serão necessários.
- **Teste individualizado.** Necessário para garantir que as dificuldades de aprendizagem não sejam causadas por barreiras culturais ou linguísticas, falta de cooperação ou pela presença de outro transtorno (p. ex., TDAH).

- **Problemas combinados.** Uma pessoa com um tipo de Transtorno Específico da Aprendizagem frequentemente tem mais de um. Codifique todos os que se apliquem.
- **Idade de descoberta.** O Transtorno Específico da Aprendizagem costuma ser notado nas séries iniciais em crianças com QI abaixo da média. Crianças que tenham um desempenho razoável podem não ser identificadas inicialmente com o transtorno até entrarem em séries mais avançadas, quando o trabalho fica mais difícil.

TRANSTORNOS ALIMENTARES

307.52/F98.3   Pica (em crianças)

Pergunta de Rastreamento
"O seu filho come coisas estranhas, como tinta ou terra?"

Protótipo Diagnóstico
A criança persistentemente come coisas sem valor nutritivo.

Diagnóstico Diferencial: Descarte Estas Condições
- **Comportamento normal.** O comportamento é normal em bebês com até 2 anos.
- **Ritual culturalmente aceito.**
- **Transtornos Psicóticos.** A pessoa come coisas estranhas em resposta a alucinações ou ilusões.
- **Deficiência nutricional ou fome.**

Dicas Diagnósticas
- **Estágio de desenvolvimento.** Não diagnostique Pica em bebês. O transtorno pode ocorrer em crianças mais velhas com QI mais baixo.
- **Frequência.** O comportamento deve ocorrer com frequência o bastante para ser um problema.
- **Preferências.** Terra e tinta são duas das coisas mais comuns a serem ingeridas.
- **Compensação nutricional.** Algumas pessoas com anemia ferropriva desenvolvem desejo por terra rica em ferro.

307.53 / F98.21 Transtorno de Ruminação

Pergunta de Rastreamento
"O seu filho tem dificuldades para engolir alimentos do jeito comum?"

Protótipo Diagnóstico
A criança tem problemas persistentes para engolir o alimento, regurgitando, mascando novamente, para depois cuspir ou engolir outra vez.

Diagnóstico Diferencial: Descarte Estas Condições
- Um problema gastrintestinal.
- Transtorno do Desenvolvimento Intelectual.

Dicas Diagnósticas
- **Problemas de desenvolvimento.** O Transtorno de Ruminação normalmente ocorre em bebês ou em crianças mais velhas com baixo QI.
- **Riscos.** Verifique desnutrição, perda de peso ou problemas de desenvolvimento.

TRANSTORNOS DA ELIMINAÇÃO

307.7 / F98.1 Encoprese

Pergunta de Rastreamento
"O seu filho tem problemas para usar o banheiro?"

Protótipo Diagnóstico
Uma criança considerada desenvolvida o bastante para usar o banheiro defeca repetidamente nas calças ou em algum outro lugar.

Diagnóstico Diferencial: Descarte Estas Condições
- **Variação individual normal.** Há uma variação bastante ampla dentro da qual as pessoas aprendem a usar o banheiro.

- **Transtorno do Desenvolvimento Intelectual ou Transtorno do Espectro Autista.** Podem causar atrasos na aprendizagem do uso do banheiro.

Dicas Diagnósticas

- **Idade mental.** O diagnóstico provavelmente não deve ser feito para crianças com idade mental mais baixa do que 4 anos.
- **Variação cultural.** Leve em conta diferenças culturais quanto a expectativas para o uso do banheiro.

307.6/F98.0   Enurese

Pergunta de Rastreamento

"O seu filho tem problemas em usar o banheiro ou molhar a cama?"

Protótipo Diagnóstico

Uma criança considerada desenvolvida o bastante para usar o banheiro urina repetidamente à noite ou nas calças durante o dia. Acidentes ocasionais não contam. Urinar na cama deve ser frequente e persistente ao longo dos meses.

Diagnóstico Diferencial: Descarte Estas Condições

- **Variação individual normal.** Há uma variação bastante ampla dentro da qual as pessoas aprendem a usar o banheiro.
- **Transtorno do Desenvolvimento Intelectual ou Transtorno do Espectro Autista.** Podem causar atrasos na aprendizagem do uso do banheiro.

Dicas Diagnósticas

- **Idade mental.** Uma idade mental de cerca de 5 anos é o mínimo antes de o diagnóstico de Enurese ser apropriado.
- **Variação cultural.** Leve em conta diferenças culturais quanto a expectativas para o uso do banheiro.

Veja o Capítulo 3 para Cuidado: **Transtorno Disruptivo da Desregulação do Humor.**

Veja o Capítulo 4 para Cuidado: **O Modismo do Transtorno Bipolar Infantil.**

Veja o Capítulo 6 para **Transtornos de Tique.**

CAPÍTULO 3
■ Transtornos Depressivos

NESTE CAPÍTULO:

- Transtorno Depressivo Maior
- CUIDADO: Luto *versus* Transtorno Depressivo Maior
- Transtorno Depressivo Persistente (Distimia)
- Transtorno Disfórico Pré-menstrual
- Transtorno Depressivo Induzido por Substância
- Transtorno Depressivo Devido a Outra Condição Médica (Indique a Condição Médica não Psiquiátrica)
- Transtorno Depressivo Não Especificado
- Transtorno do Humor Não Especificado
- CUIDADO: Transtorno Disruptivo da Desregulação do Humor

■ TRANSTORNO DEPRESSIVO MAIOR

Se Episódio Único:

296.21/F32.0   **Transtorno Depressivo Maior, Episódio Único, Leve**

296.22/F32.1   **Transtorno Depressivo Maior, Episódio Único, Moderado**

296.23/F32.2   **Transtorno Depressivo Maior, Episódio Único, Grave, Sem Características Psicóticas**

296.24 / F32.3 **Transtorno Depressivo Maior, Episódio Único, Grave, Com Características Psicóticas**

296.20 / F32.9 **Transtorno Depressivo Maior, Episódio Único, Não Especificado**

Se Recorrente:

296.31 / F33.0 **Transtorno Depressivo Maior, Recorrente, Leve**

296.32 / F33.1 **Transtorno Depressivo Maior, Recorrente, Moderado**

296.33 / F33.2 **Transtorno Depressivo Maior, Recorrente, Grave, Sem Características Psicóticas**

296.34 / F33.3 **Transtorno Depressivo Maior, Recorrente, Grave, Com Características Psicóticas**

296.30 / F33.9 **Transtorno Depressivo Maior, Recorrente, Não Especificado**

Pergunta de Rastreamento

"Você fica tão deprimido a ponto de não conseguir fazer suas coisas?"

Protótipo Diagnóstico

Shakespeare sobre depressão, nas palavras de Hamlet: "Como se me afiguram fastidiosas, fúteis e vãs as coisas deste mundo!". A pessoa se sente tão profundamente afundada e apática que não vê motivo algum para se esforçar e sair da cama. Sem energia ou determinação, ela pode ficar indiferente e imóvel ao longo do dia. Mas, às vezes, a depressão assume uma forma mais tempestuosa, com agitação, inquietação, irritação e fúria contra o destino e os parentes mais próximos (pense em Rei Lear no urzal).

A pessoa perde a habilidade de pensar com clareza, de se concentrar e até de tomar as decisões mais simples. A vida parece vazia e sem gosto, drenada de prazer, interesse e emoção. Come-se e dorme-se demais ou de menos. Os pensamentos são lentos, pesados e sombrios, dominados por uma profunda desesperança, inutilidade e pelo peso de uma incansável culpa. O único desejo é que essa "casca mortal" chegue a um fim rápido e decisivo, sumindo com as constantes nuvens acima e aliviando a alma de seu pesado fardo.

Heterogeneidade

O Transtorno Depressivo Maior tem muitas faces; então, espere expressões variadas.

Características Psicóticas Coerentes com o Humor

As preocupações depressivas podem se tornar convicções ilusórias. Algumas das mais comuns incluem: acreditar ser o responsável pela morte de um ente querido ou por alguma outra catástrofe que estava obviamente além do seu controle; certeza de que todo o seu dinheiro se foi, mesmo na presença de extratos demonstrando saúde financeira; sensação de perseguição por vingadores, determinados a puni-lo por seus pecados imperdoáveis; crença inabalável de que receberá uma longa sentença na cadeia devido a um formulário da receita enviado recentemente; certeza de que tem câncer ou um órgão irreparavelmente danificado ou apodrecido; etc. Alucinações auditivas também podem ocorrer, normalmente vozes de grave condenação, atacando os pacientes maldosa e vigilantemente por seus pensamentos atuais e por seus crimes e má conduta passados.

Características Psicóticas Incoerentes com o Humor

Um paciente tem ilusões ou alucinações que não se relacionam a temas depressivos, equivalendo-se aos presentes na esquizofrenia, mas que ocorrem apenas durante os episódios depressivos.

Melancolia

A melancolia é a forma não psicótica mais grave da depressão. Nada pode impedir a pessoa de se sentir completamente terrível. Prazeres anteriores agora não têm interesse algum, e até as melhores notícias acabam sendo irrelevantes. As piores horas são depois de acordar de manhã, porque o paciente perdeu o sono e acorda cedo (normalmente bem antes de o sol nascer), com uma incapacidade gritante de voltar a dormir. A pessoa não tem apetite e precisa ser estimulada ou forçada a manter níveis mínimos de hidratação e nutrição. Algumas das pessoas com melancolia são agitadas; outras ficam imóveis; e outras têm características alternantes dos dois tipos.

Depressão Reativa

A depressão reativa é ativada por estressores externos, é mais grave e constante e mais responsiva ao contexto (p. ex., o paciente fica deprimido depois de perder o emprego, mas anima-se quando as pessoas o visitam e fica melhor depois de conseguir outro trabalho). É muito difícil de distinguir de reações normais a estresse e perda.

Padrão Sazonal

A depressão é regularmente relacionada com uma estação específica, normalmente o inverno.

Diagnóstico Diferencial: Considere as Seguintes Condições

- **Transtornos Bipolares.** Há sintomas atuais ou anteriores de Mania ou Hipomania (p. ex., humor eufórico, grandeza, falta de necessidade de dormir, aumento de produtividade e sociabilidade, pensamentos rápidos, impulsividade, compras descontroladas, comportamento sexual imprudente).
- **Luto sem Complicações.** Os sintomas depressivos são mais bem compreendidos como uma manifestação esperada do luto normal.
- **Transtorno Depressivo Devido a Outra Condição Médica.** Considere isso, particularmente entre pacientes mais velhos.
- **Transtorno do Humor Induzido por Substância.** Os sintomas são causados por abuso de drogas psicoativas, particularmente em pacientes mais jovens, ou por medicamentos, em especial em pacientes mais velhos.
- **Transtorno Depressivo Persistente (Distimia).** Os sintomas depressivos são mais leves e persistentes ao longo dos anos.
- **Esquizofrenia, Transtorno Esquizoafetivo ou Transtorno Delirante.**
- Ilusões ou alucinações ocorrem durante períodos em que não há sintomas de humor.
- **Transtorno Psicótico Breve.** Os sintomas ocorrem sem um episódio claro de depressão, resolvem-se rapidamente e, às vezes, surgem em reação a estresse.

Dicas Diagnósticas

- **Distinguindo Depressão Maior de tristeza normal.** No espectro da gravidade, do lado leve, o Transtorno Depressivo Maior deve ser distinguido de dores, sofrimentos e anseios da vida cotidiana. A depressão deve ser "densa" (i.e., presente na maior parte do dia, quase todos os dias), deve durar pelo menos algumas semanas e deve ser grave o bastante para causar comprometimento clinicamente significativo.

- **Relação com estressores.** Se os sintomas forem leves (e, especialmente, se ocorrerem após a perda de um emprego, um divórcio ou outro problema grave na vida), considere se o que aparenta ser um Episódio Depressivo Maior não seria mais bem definido como uma reação temporária a estresse. Dê mais tempo para o assunto se resolver antes de decidir por um diagnóstico definitivo. O requerimento de duas semanas do DSM é um comprometimento geral que cobre a maioria das situações relativamente bem, mas nem sempre faz sentido para todos os pacientes. Não tire conclusões precipitadas em casos leves e reativos. Sempre que estiver em dúvida, espere atentamente quatro semanas (ou mais, até) para ver como as coisas se desenvolvem.
- **Diagnósticos nos jovens.** Tenha cuidado ao realizar o diagnóstico de Transtorno Depressivo Maior em crianças e adolescentes. Primeiro, considere cuidadosamente todos os outros fatores que poderiam causar sintomas depressivos em crianças, em especial uso de substâncias psicoativas e estressores familiares.
- **Diagnósticos nos idosos.** Qualquer início tardio aponta primeiro para doença não psiquiátrica ou efeito colateral de medicamento. Depressão nos idosos às vezes ocasiona um quadro clínico que se parece com demência, o que acaba quando a depressão melhora.
- **Envolvendo o paciente.** Um terço das pessoas com depressão grave não recebe tratamento. A maioria das pessoas que finalmente vai ao médico está deprimida há meses ou anos. *Faça o possível para garantir que o paciente retorne para uma segunda consulta.* A psicoeducação sobre o diagnóstico da depressão e seu tratamento é uma ótima forma de começar.
- **Depressão Psicótica Maior** *versus* **Transtorno Esquizoafetivo.** Esses dois "quase vizinhos" são muito mais fáceis de distinguir no papel do que na vida real. Discussões diagnósticas acaloradas sobre qual é o diagnóstico correto são uma perda completa de tempo e de cérebro. Os pacientes nesse limite desafiam qualquer organização precisa, para um lado ou outro. Eles devem ser vistos e tratados pelo que são: pacientes no limite. Transtorno Psicótico Não Especificado deve acabar com a discussão.
- **Curso.** Pode variar muito. Alguns episódios de Transtorno Depressivo Maior duram semanas; a maioria dura meses; menos frequentemente, alguns duram anos; outros poucos, a vida toda. As pessoas podem ter apenas um episódio ou mais de 20. Após o primeiro episódio, há uma chance de 50% de ter outro. O segundo episódio aumenta para 70% a chance de um terceiro. Após quatro episódios, espere pela ocorrência de mais no futuro. Para qualquer episódio, cerca de 1 a cada 3 pacientes se recupera por completo; 1 a cada 3 fica muito melhor, mas continua com

sintomas remanescentes; 1 a cada 3 não responde ao primeiro tratamento e precisa tentar outro.

> **CUIDADO!**
> **Luto *versus* Transtorno Depressivo Maior**
>
> Os sintomas do luto (tristeza, perda de interesse, energia reduzida, dificuldade para comer e dormir) são completamente equivalentes aos sintomas da Depressão Maior Leve. DSMs anteriores reconheciam isso, tendo-se que excluir reações de luto, sugerindo que o Transtorno Depressivo Maior não fosse diagnosticado nos meses após a perda de um ente querido, a menos que apresentasse sintomas graves de comprometimento, como ideias de suicídio, ilusões, agitação psicomotora ou incapacidade de funcionar. O DSM-5 cometeu o grave erro de remover essa exclusão.
>
> Para reduzir o dano causado pela remoção da reação de luto, o DSM-5 inclui uma nota que tenta distinguir os sintomas do luto dos sintomas do Transtorno Depressivo Maior, encorajando o julgamento clínico a reduzir a grandeza do diagnóstico. Tire vantagem dessa nota e evite o excesso de diagnóstico e o excesso de tratamento do Transtorno Depressivo Maior em indivíduos que estão passando por um período normal, esperado e necessário de luto. Reserve o diagnóstico apenas para aqueles que exibiram Episódios Depressivos Maiores anteriores e/ou estão apresentando sintomas graves e prolongados no momento. De maneira semelhante, outros estressores da vida, como perda do emprego, divórcio ou problemas financeiros, podem causar sintomas equivalentes aos da Depressão Maior, mas são completamente compreensíveis no contexto em que ocorrem. Uma vez mais, recomendo evitar o diagnóstico excessivo sempre que os sintomas são proporcionais à perda ou ao estresse.

■ 300.4/F34.1 TRANSTORNO DEPRESSIVO PERSISTENTE (DISTIMIA)

Pergunta de Rastreamento

"Você está quase sempre deprimido?"

Protótipo Diagnóstico

A depressão é uma presença leve, porém constante. Há alguns dias bons, e alguns especialmente ruins, mas a maioria é de um cinza sem graça. Sintomas da depressão (desesperança, autoimagem ruim, culpa, inutilidade; afastamento do contato social; problemas de apetite, de sono, de energia) estão presentes, mas em um registro muito menos grave do que no Transtorno Depressivo Maior. A pessoa é capaz de funcionar e de manter a depressão razoavelmente bem escondida, exceto para aqueles que a conhecem bem. Mas a vida é um fardo contínuo.

Diagnóstico Diferencial: Considere as Seguintes Condições

- **Tristeza existencial normal.** A tristeza persistente pode ser normal, especialmente em pessoas que devem lidar com vidas cronicamente estressantes ou desapontadoras.
- **Transtorno Depressivo Maior, Recorrente.** Os sintomas são graves.
- **Transtornos Bipolares.** Houve Episódios Maníacos ou Hipomaníacos.
- **Transtorno Depressivo Devido a Outra Condição Médica.** Os aspectos fisiológicos de uma doença (p. ex., anemia ou hipotireoidismo) causam sintomas depressivos a longo prazo.
- **Transtorno Depressivo Induzido por Substância.** O uso de substância psicoativa também é crônico.
- **Transtornos Psicóticos Crônicos.** A depressão crônica é uma característica associada, mas não é diagnosticada separadamente.

Dicas Diagnósticas

- **Informantes.** Faz parte da natureza das coisas que as pessoas retrospectivamente distorçam o passado, com base em seu estado de espírito no momento. Pessoas que estão deprimidas agora podem naturalmente exagerar a duração da gravidade de sua depressão ao longo da vida. Ter informantes é útil.
- **Limite com a tristeza normal.** Muitas pessoas são cronicamente tristes e pessimistas. O diagnóstico do Transtorno Depressivo Persistente deve ser reservado apenas para aqueles que passam por sofrimento ou comprometimento clinicamente significativos.
- **Limite com o Transtorno Depressivo Maior.** A Depressão Maior assume prioridade sobre o Transtorno Depressivo Persistente se os sintomas depressivos forem uma continuação do Episódio Depressivo Maior.
- **Relação com um estressor crônico.** Não faz sentido diagnosticar um transtorno mental se o nível de tristeza da pessoa for proporcional a circunstâncias de vida de longa duração e grande dificuldade, como desemprego, pressão financeira crônica, ter de cuidar de um cônjuge com demência ou lidar com uma doença crônica.

- **Relação com um Transtorno da Personalidade.** Quando o Transtorno Depressivo Persistente e um Transtorno da Personalidade coexistem (e frequentemente é assim), pode ser útil diagnosticar ambos.
- **Relação com Transtornos Bipolares.** O Transtorno Depressivo Persistente é unipolar por definição, não sendo compatível com um Episódio Maníaco ou Hipomaníaco.
- **Relação com certas condições médicas.** Suspeite bastante de uma doença não psiquiátrica subjacente caso o início se dê tarde na vida.
- **Relação com uso crônico de substância psicoativa.** Quando o uso de substância está envolvido, a única forma de distinguir causa e efeito é afastar a pessoa da(s) substância(s) – o que reconhecidamente não é fácil.

■ 625.4/N94.3 TRANSTORNO DISFÓRICO PRÉ-MENSTRUAL

Pergunta de Rastreamento

"Você tem muitos sintomas físicos e psicológicos que ocorrem por volta da época da menstruação?"

Protótipo Diagnóstico

Os períodos menstruais da paciente são consistentemente precedidos por depressão, irritabilidade, mudança repentina ou reativa de humor e ansiedade. Ela também pode sofrer de redução de energia e de interesse, mudanças no sono e no apetite e problemas de concentração para realizar suas atividades, assim como de diversos sintomas físicos.

Diagnóstico Diferencial: Considere as Seguintes Condições

- **Desconforto pré-menstrual normal.** Os sintomas são leves, transitórios e ocorrem apenas durante alguns ciclos.
- **Exacerbação pré-menstrual de outro transtorno mental.** Os sintomas persistem por todo o ciclo menstrual, mas pioram ao redor do período do fluxo menstrual.
- **Exacerbação pré-menstrual de disforia causada por uma condição médica geral.** Exemplos de tais condições incluem hipotireoidismo, lúpus sistêmico, anemia e câncer.

Dicas Diagnósticas

- **Gravidade.** O desconforto pré-menstrual é muito comum e não deve ser considerado um transtorno mental. O diagnóstico de Transtorno Disfórico Pré-menstrual deve ser usado apenas quando houver sintomas psicológicos (não apenas físicos) proeminentes e quando eles causam sofrimento ou comprometimento.
- **Persistência.** O diagnóstico deve ser feito apenas quando a disforia ocorre na maioria das menstruações por pelo menos um ano.
- **Contraceptivos orais.** O diagnóstico não deve ser feito se os sintomas ocorrerem apenas durante o uso de contraceptivos.
- **Avaliações prospectivas diárias.** Devem ser feitas em diversos ciclos para confirmar se os sintomas são relacionados ao fluxo menstrual. Relatos retrospectivos costumam ser enganosos.

■ TRANSTORNO DEPRESSIVO INDUZIDO POR SUBSTÂNCIA

291.89 Se Induzido por Álcool
292.84 Se Induzido por Qualquer Outra Substância (Indique a Substância)

Os códigos da CID-10-MC para Transtorno Depressivo Induzido por Substância são extremamente complexos. Veja a Conversão para os Códigos da CID-10-MC para ter acesso a uma seleção deles e consulte a página de Recursos para Códigos para obter orientações sobre os outros.

Pergunta de Rastreamento

"As suas depressões podem estar relacionadas com seu uso de álcool, drogas ou medicamentos?"

Protótipo Diagnóstico

Os sintomas depressivos são causados por uma substância tomada recreativamente, por um medicamento prescrito ou por exposição a uma toxina.

Diagnóstico Diferencial: Considere as Seguintes Condições

- **Um Transtorno Depressivo primário.** O uso de substância é incidental, não relacionado ou secundário à depressão.

- **Intoxicação ou Abstinência.** Os sintomas depressivos não são mais graves ou mais duradouros do que o esperado em simples Intoxicação por Substância ou Abstinência.
- **Depressão Devido a Outra Condição Médica.** Um exemplo de uma dessas condições é o hipotireoidismo.

Dicas Diagnósticas

- **Cronologia.** O uso de substância deve começar ou aumentar antes do início dos sintomas depressivos. A abstinência da substância deve resultar, em mais ou menos um mês, no desaparecimento ou na redução significativa dos sintomas depressivos.
- **Gravidade.** Um Transtorno Depressivo é mais provável se os sintomas forem muito mais graves do que o esperado, dado o tipo e a quantidade de substância usada.
- **Fatores relacionados à idade.** Em pessoas mais jovens, certifique-se de registrar cuidadosamente o histórico de substâncias usadas antes de presumir que a depressão seja primária. Em pessoas mais velhas, a depressão pode ser o efeito colateral de um medicamento prescrito, especialmente se estiverem tomando diversos remédios que possam estar interagindo entre si.
- **Teste em laboratório.** Às vezes, as pessoas não são honestas quanto ao uso de substâncias. Os testes para consumo de álcool, drogas recreativas e medicamentos são muito pouco utilizados como ferramenta diagnóstica. *Eu recomendo fortemente.*

■ TRANSTORNO DEPRESSIVO DEVIDO A OUTRA CONDIÇÃO MÉDICA (INDIQUE A CONDIÇÃO MÉDICA)

293.83/F06.31 Com Características Depressivas
293.83/F06.32 Com Episódio do Tipo Depressivo Maior
293.83/F06.34 Com Características Mistas

Pergunta de Rastreamento

"Conte-me sobre seus problemas de saúde física e seu tratamento."

Protótipo Diagnóstico

Os sintomas depressivos são causados pelos efeitos fisiológicos diretos de uma condição médica não psiquiátrica.

Diagnóstico Diferencial: Considere as Seguintes Condições

- **Um Transtorno Depressivo primário.** A doença física é incidental, não relacionada ou secundária à depressão.
- **Transtorno de Adaptação.** Os sintomas depressivos são uma resposta psicológica à doença médica e não se devem a seus efeitos fisiológicos.
- **Transtorno Depressivo Induzido por Substância.** Os sintomas podem ser um efeito colateral do medicamento usado para tratar a doença física.

Dicas Diagnósticas

- **Cronologia.** A doença deve ter começado antes do início dos sintomas depressivos, e melhoras na doença médica devem resultar no desaparecimento ou na redução significativa dos sintomas depressivos.
- **Gravidade.** Um Transtorno Depressivo primário é mais provável se os sintomas forem muito mais graves do que o esperado, dado o tipo e a gravidade da doença médica.
- **Fatores relacionados à idade.** Deve-se suspeitar bastante de que uma doença médica esteja envolvida caso alguém desenvolva um início de depressão aos 50 anos.
- **Exames médicos e testes de laboratório.** Um exame médico completo é indicado para definir o diagnóstico da doença.
- **Mecanismo.** Esse diagnóstico se aplica apenas quando a depressão é causada pelos *efeitos fisiológicos diretos da doença médica no funcionamento do cérebro*. Ele não deve ser usado quando a depressão é uma reação psicológica a uma doença. Dependendo da gravidade e da duração, depressão devida a uma reação psicológica à doença não deve ser diagnosticada de forma alguma (se não for clinicamente significativo); ela deve ser diagnosticada como Transtorno de Adaptação (sublimiar para o Transtorno Depressivo Maior, mas com significância clínica) ou como Transtorno Depressivo Maior.
- **Interação com efeitos colaterais de medicamentos.** Pode ser muito difícil definir se é a doença ou o medicamento que está causando a depressão. Frequentemente são ambos.

■ 311/F32.9 TRANSTORNO DEPRESSIVO NÃO ESPECIFICADO

Use o diagnóstico de Transtorno Depressivo Não Especificado quando você tiver determinado que há um transtorno depressivo, mas não tiver informações o bastante para distinguir qual se encaixa melhor. Frequentemente, é necessário tempo e várias consultas para terminar o possível impacto da substância ou da doença médica. Essa categoria também seria usada para apresentações de depressão que não se assemelham a qualquer das categorias descritas anteriormente, mas ainda causam sofrimento ou comprometimento clinicamente significativos.

■ 296.90/F39 TRANSTORNO DO HUMOR NÃO ESPECIFICADO

O DSM-5 cometeu o erro de abrir mão do que era, no DSM-IV, o Transtorno do Humor Não Especificado. Isso cria um buraco na sua classificação para a situação razoavelmente comum de um paciente que tem um nítido Transtorno do Humor, mas que ainda não se declarou claramente como uni ou bipolar. Eu recomendo que você se sinta confortável para usar o Transtorno do Humor Não Especificado (use o código da CID-9-MC para Transtorno do Humor Não Classificado em Outro Local) quando tiver determinado que há um Transtorno do Humor, mas não tiver informações o bastante para distinguir entre um Transtorno Depressivo ou um Transtorno Bipolar. Tempo e mais avaliações devem esclarecer.

CUIDADO:
Transtorno Disruptivo da Desregulação do Humor

O DSM-5 introduziu o diagnóstico de Transtorno Disruptivo da Desregulação do Humor (TDDH) para descrever crianças que têm constantes problemas de temperamento. Sua inclusão se baseia em mínima pesquisa e foi justificada apenas pela necessidade de reduzir o excesso de diagnóstico de Transtornos Bipolares Infantis (veja o quadro de Cuidado no Capítulo 4). Eu temo que o TDDH cause mais mal do que bem e recomendo fortemente que, se ele for usado, que seja com muita parcimônia. Os problemas com o TDDH são os seguintes:

1. É impossível distinguir TDDH de ataques de humor que ocorrem em crianças saudáveis. O resultado será uma má identificação de falso-positivo para crianças irritadiças como mentalmente transtornadas.
2. É impossível distinguir TDDH de ataques de humor que ocorrem em outros transtornos psiquiátricos. O TDDH pode, portanto, distrair sua atenção do diagnóstico diferencial apropriado para a irritabilidade em crianças.
3. Assim como nos Transtornos Bipolares Infantis, pode haver um esforço das companhias farmacêuticas de usar medicamentos prejudiciais, particularmente antipsicóticos, que podem causar grande ganho de peso (elevando o risco, assim, de obesidade infantil, diabetes e doença cardíaca).

Por questão de segurança, recomendo que seja seguido um procedimento cuidadoso passo a passo no diagnóstico de crianças irritáveis com frequentes ataques de temperamento (veja o Capítulo 1). O TDDH não deve ser usado de maneira alguma ou deve ser usado com muito cuidado e em circunstâncias especiais e, certamente, não deve ser considerado um indicativo para o uso de medicamentos, exceto em situações extremas. Em minha visão, o TDDH não está pronto para ser utilizado.

CAPÍTULO 4
■ Transtornos Bipolares

NESTE CAPÍTULO:

- Transtorno Bipolar Tipo I
- **CUIDADO:** O Modismo do Transtorno Bipolar Infantil
- Transtorno Bipolar Tipo II
- Transtorno Ciclotímico
- Transtorno Bipolar Induzido por Substância
- Transtorno Bipolar Devido a Outra Condição Médica (Indique a Condição Médica)
- Transtorno Bipolar Não Especificado
- Transtorno do Humor Não Especificado

■ 296.XX TRANSTORNO BIPOLAR TIPO I

Códigos do Quarto Dígito:

- **.0x** **Transtorno Bipolar Tipo I, Episódio Maníaco Único**
- **.40** **Transtorno Bipolar Tipo I, Episódio Atual ou Mais Recente Hipomaníaco**
- **.4x** **Transtorno Bipolar Tipo I, Episódio Atual ou Mais Recente Maníaco**
- **.5x** **Transtorno Bipolar Tipo I, Episódio Atual ou Mais Recente Depressivo**
- **.6x** **Transtorno Bipolar Tipo I, Episódio Atual ou Mais Recente Misto**
- **.7** **Transtorno Bipolar Tipo I, Episódio Atual ou Mais Recente Não Especificado**

Códigos do Quinto Dígito:

.x1 **Leve**
.x2 **Moderado**
.x3 **Grave**
.x4 **Grave Com Características Psicóticas**
.x5 **Em Remissão Parcial**
.x6 **Em Remissão Completa**
.x0 **Não Especificado**

Como os códigos da CID-10-MC para o Transtorno Bipolar Tipo I não podem ser resumidos tão facilmente como os códigos da CID-9-MC, eles são apresentados na Conversão para os Códigos da CID-10-MC.

Pergunta de Rastreamento

"Você tem variações de humor – às vezes muito animado, às vezes muito para baixo?"

Protótipo Diagnóstico

A animação do Transtorno Bipolar Tipo I pode ser expressiva, pelo menos por um tempo. O mundo é a ostra do paciente. Tudo parece tão tranquilo, tão fácil, tão bom e tão vívido. As cores são mais brilhantes, a comida é mais saborosa, o sexo é mais intenso, e as piadas são mais divertidas. O paciente está deixando suas ideias fluírem, valorizando ambições, exalando confiança e muita energia. Sua mente está acelerada, suas palavras são rápidas e cheias de significado, e seu corpo está em constante movimento. Não há coisa alguma que ele não possa fazer, e as limitações habituais da vida já não se aplicam mais. Parece não haver necessidade de se alimentar ou dormir, ou da mesma rotina chata de todo dia. "Tanto a fazer, tão pouco tempo." Os impulsos são liberados; compras descontroladas; investimentos imprudentes; novos projetos expansivos; novos relacionamentos intensos; carros rápidos; drogas aventureiras; viagens incansáveis. "Manda ver."

Por fim, a euforia passa do espírito elevado à irritação impaciente (especialmente quando as outras pessoas se recusam a participar da festa). A energia aumentada une-se à agitação inquieta e dissolve-se em profunda exaustão; pensamentos expansivos podem se tornar ilusões psicóticas. Ao fim de cada Episódio Maníaco, há um inevitável colapso e queda na depressão. Algumas pessoas têm Episódios Mistos desde o início, com sintomas maníacos e depressivos rapidamente alternados e com muita irritação, agitação e insônia. O primeiro episódio do Transtorno Bipolar Tipo I costuma acontecer antes dos 35 anos, e a maioria das pessoas tem muitos episódios ao longo da vida. Algumas estão em uma montanha-russa particularmente violenta, com ciclos rápidos e consecutivos de mania e depressão, com curtas tréguas e funcionamento normal. Os Episódios Depressivos são equivalentes aos do Transtorno Depressivo Maior, conforme descrito no Capítulo 3. A depressão predomina na maioria das pessoas com Transtorno Bipolar Tipo I.

Diagnóstico Diferencial: Considere as Seguintes Condições

- **Transtorno Depressivo Maior.** A pessoa com sintomas depressivos nunca teve Episódios Maníacos ou Hipomaníacos.
- **Transtorno Bipolar Tipo II.** A pessoa teve Episódios Hipomaníacos, mas nunca um Episódio Maníaco inteiro.
- **Transtorno Ciclotímico.** Variações menores de humor, alternando depressão e hipomania, nunca chegam ao registro completo de Depressão Maior ou de Episódios Maníacos, mas ainda causam sofrimento ou comprometimento clinicamente significativos.
- **Variações normais de humor.** Há períodos alternados de tristeza e de humor elevado, mas sem sofrimento ou comprometimento clinicamente significativos.
- **Transtorno Esquizoafetivo.** Os sintomas se assemelham ao Transtorno Bipolar Tipo I, Grave, Com Características Psicóticas, mas os sintomas psicóticos ocorrem mesmo quando os sintomas de humor não estão presentes.
- **Esquizofrenia ou Transtorno Delirante.** Os sintomas psicóticos dominam a apresentação clínica e ocorrem sem episódios proeminentes de humor.
- **Transtorno Bipolar Devido a Outra Condição Médica.** Exemplos dessas condições incluem acidente vascular cerebral (AVC) e hipertireoidismo.
- **Transtorno Bipolar Induzido por Substância.** Drogas estimulantes, por exemplo, podem produzir sintomas bipolares.
- **Cuidado: Transtorno Disruptivo da Desregulação do Humor.** O TDDH é uma alternativa aos Transtornos Bipolares infantis, mas eu não recomendo a utilização desse diagnóstico. Leia meu aviso completo no quadro Cuidado, no fim do Capítulo 3.

Dicas Diagnósticas

- **Mania como uma emergência diagnóstica.** Os pacientes maníacos têm um julgamento terrível e envolvem-se nos mais variados tipos de problemas interpessoais, financeiros, legais e sexuais. A combinação de gran-

diosidade, impulsividade, ilusões e energia aumentada pode levar a acidentes de carro fatais, tentativa de "voar" de um telhado, criação muito rápida de intimidade com estranhos ou *overdose* de drogas.
- **Não adesão.** Infelizmente, os pacientes maníacos também não querem ser controlados, viajam rapidamente a locais distantes, negam a necessidade de tratamento e mal percebem que você existe. A probabilidade de que um paciente assim volte para uma segunda consulta não é grande. Aceite que você precisa fazer algo agora.
- **Hospitalização.** Internação hospitalar costuma ser necessária para realizar um diagnóstico mais claro, para começar o tratamento e (o mais importante) para garantir a segurança.
- **Informantes.** Pessoas próximas ao paciente podem fornecer informações importantes e ajudar a mantê-lo envolvido no tratamento, evitando que ele simplesmente desapareça.
- **Episódios Maníacos Unipolares.** Uma porcentagem muito pequena de pacientes com Transtorno Bipolar Tipo I teve apenas Episódios Maníacos, nunca Depressivos. Normalmente, trata-se de homens, e a maioria acaba tendo Episódios de Depressão Maior posteriormente.
- **Episódios Mistos.** Os Episódios Maníacos (que não estão mais inclusos no DSM-5, mas que estão contidos aqui por serem diagnosticamente úteis) contam para um diagnóstico de Transtorno Bipolar Tipo I, mas podem ser muito difíceis de distinguir da depressão unipolar agitada. Quando em dúvida, fique com o diagnóstico de Depressão Maior, a menos que haja história familiar de Transtornos Bipolares.
- **Papel das substâncias.** Os medicamentos e outras substâncias às vezes causam Episódios Maníacos em pacientes previamente diagnosticados com Transtornos Depressivos. A questão sobre considerar seu *status* diagnóstico como uni, ou como bipolar, é controversa. Fatores que fazem o diagnóstico pender para Transtorno Bipolar Tipo I incluem história familiar de Transtornos Bipolares; Episódios Mistos ou Hipomaníacos anteriores e/ou sintomas maníacos desproporcionalmente graves ou duradouros.
- **Início tardio.** Quando o primeiro Episódio Maníaco ocorrer após os 35 anos, sempre considere a possibilidade de doença médica de base, de medicamento antidepressivo ou de outra substância.
- **Transtorno Esquizoafetivo.** Como mencionado anteriormente, o Transtorno Esquizoafetivo costuma ser muito difícil de distinguir do Transtorno Bipolar Tipo I, Grave, Com Características Psicóticas. Em certos casos limítrofes, provavelmente não são encontradas diferenças que possam distingui-los. Nesse caso, diagnostique o Transtorno Psicótico Não Especificado.

- **Evitando o excesso de diagnóstico de Transtornos Bipolar Infantil.** A maior parte da irritabilidade e dos ataques de comportamento na infância é normal ou associada a Transtorno de Déficit de Atenção/Hiperatividade(TDAH), Transtorno da Conduta ou Transtorno de Oposição Desafiante (TOD) e não se relaciona a Transtornos Bipolares. Não se junte ao modismo. (Veja o quadro de Cuidado a seguir.)

CUIDADO:
O Modismo do Transtorno Bipolar Infantil

O índice de diagnósticos de Transtorno Bipolar Infantil aumentou 40 vezes nos últimos 20 anos, com o consequente (mal) uso massivo de medicamentos antipsicóticos e de estabilização do humor. A maioria das crianças de hoje que recebe o diagnóstico tem ataques de comportamento e irritabilidade não episódicos – e não variações clássicas entre Episódios Maníacos e Hipomaníacos e Episódios Depressivos. A ideia de que Transtornos Bipolares se apresentam de forma diferente nas crianças não foi adequadamente testada.

Pesquisadores "expoentes", com patrocínio significativo das companhias farmacêuticas, encorajavam pediatras, educadores e pais a ignorar as definições-padrão de Transtorno Bipolar para fazer o diagnóstico de Transtorno Bipolar Infantil de maneira mais livre e exageradamente inclusiva.

A "epidemia" de Transtorno Bipolar Infantil alimentou-se da envolvente narrativa de que: (1) eles são extremamente comuns; (2) eles eram muito pouco diagnosticados antes; (3) eles estão presentes de maneira diferente nas crianças devido a fatores de desenvolvimento; (4) eles podem explicar a variedade de desregulação emocional da infância; e (5) eles têm diversos sintomas (p. ex., irritabilidade, raiva, agitação, agressividade, distração, hiperatividade e problemas de conduta).

Problemas com o Diagnóstico

Os limites do Transtorno Bipolar na infância se ampliaram a territórios desconhecidos para agrupar crianças que costumavam receber outros diagnósticos (p. ex., TDAH, Transtorno da Conduta, TOD ou Transtornos de Ansiedade) ou diagnóstico nenhum (crianças "temperamentais", mas saudáveis. As outras causas mais específicas da irritação podem ser ignoradas. Por exemplo, o TDAH frequentemente se apresenta com uma irritabilidade que responde melhor a estimulantes, mas eles podem ser suspensos diante do diagnóstico incorreto de Transtorno Bipolar. Desenvolvimento normal deve ser sempre a primeira alternativa para adolescentes irritáveis, e Abuso de Substância para adolescentes gravemente irritáveis.

Um Diagnóstico para Toda a Vida

O diagnóstico de Transtorno Bipolar carrega a conotação de que irá durar a vida toda e de que vai requerer tratamento médico contínuo. Não é sábio basear um julgamento com tamanhas consequências em um número tão pequeno de evidências para crianças e adolescentes. Muitas causas de ataques de comportamento tornam-se muito mais curtas e amenas com tratamento limitado.

Uso Inadequado e Excessivo de Medicamentos

Adolescentes, crianças e até bebês já foram excessivamente medicados com antipsicóticos e remédios de estabilização do humor que podem promover a obesidade, o diabetes e a cardiopatia, além de possivelmente reduzir a expectativa de vida.

Estigma e Risco

O rótulo de Transtorno Bipolar pode distorcer a história de vida de uma pessoa e cortar suas esperanças de alcançar ambições possíveis. Aqueles assim rotulados se preocupam com o que será de seu casamento, de seus filhos; ou se são capazes de dar conta de suas ambições, trabalho e desafios na profissão. Pode ficar mais difícil de fazer um seguro. Um diagnóstico incorreto de Transtorno Bipolar pode reduzir sua própria noção de responsabilidade e de controle de comportamentos indesejados. As pessoas, às vezes, usam o diagnóstico como desculpa para problemas pessoais ou legais.

Eu recomendo que os diagnósticos de Transtorno Bipolar na infância voltem a ser pouco usados e que o uso amplo e inadequado de antipsicóticos para crianças e adolescentes seja restringido.

■ 296.89/F31.81 TRANSTORNO BIPOLAR TIPO II

Pergunta de Rastreamento

"Você tem variações de humor – às vezes para cima, às vezes para baixo?"

Protótipo Diagnóstico

Três condições devem ser satisfeitas para que o Transtorno Bipolar Tipo II seja diagnosticado. Primeiro, a pessoa deve ter Episódios Depressivos Maiores que sejam plenamente equivalentes aos descritos no Capítulo 3 para Transtorno Depressivo Maior unipolar. Segundo, ela deve ter pelo menos um Episódio Hipomaníaco claro. Terceiro, a pessoa jamais deve ter tido um Episódio Maníaco completo (caso tenha tido, seu diagnóstico seria o de Transtorno Bipolar Tipo I, e não Tipo II).

A palavra "hipomaníaco" é só uma maneira elegante de dizer "menos do que maníaco". Um Episódio Hipomaníaco é, de fato, menos grave do que um Episódio Maníaco, mas tem os mesmos sintomas de humor elevado, autoconfiança expansiva, piadismo, energia aumentada, sociabilidade intrusiva e menor necessidade de sono e repouso. As variações de humor têm de ser uma mudança distinta do comportamento habitual da pessoa. A questão do Episódio Hipomaníaco é que ele não causa, por conta própria, sofrimento ou comprometimento clinicamente significativos.

Diagnóstico Diferencial: Considere as Seguintes Condições

- **Transtorno Depressivo Maior.** Não há história de Episódios Hipomaníacos.
- **Transtorno Bipolar Tipo I.** Houve pelo menos um Episódio Maníaco claro.
- **Transtorno Ciclotímico.** Variações de humor de hipomania a depressão leve causam sofrimento ou comprometimento clinicamente significativos, e não há história de Episódio Depressivo Maior.
- **Variações normais de humor.** A pessoa sente-se alternadamente animada e deprimida, mas sem sofrimento ou comprometimento clinicamente significativos.
- **Transtorno Bipolar Devido a Outra Condição Médica.** Exemplos dessas condições incluem AVC e hipertireoidismo.
- **Transtorno Bipolar Induzido por Substância.** O Episódio Hipomaníaco foi causado por medicamento antidepressivo ou cocaína.
- **TDAH.** O TDAH tem distração, hiperatividade e impulsividade em comum com o Transtorno Bipolar Tipo II, mas seu início se dá na primeira infância, seu curso é crônico e não episódico e não inclui características de humor elevado.

Dicas Diagnósticas

- **Uma decisão difícil.** Como fica no tênue limite entre Transtorno Depressivo Maior Unipolar e Transtorno Bipolar Tipo I, o Transtorno Bipolar Tipo II é uma das decisões diagnósticas mais difíceis em toda a psiquiatria. O diagnóstico depende de o paciente ter apresentado ou não um Episódio Hipomaníaco. A hipomania é difícil de distinguir, particularmente se os episódios tiverem sido poucos e breves e se drogas ou medicamentos tiverem responsabilidade pela apresentação clínica. Certifique-se sempre de perguntar sobre o uso de substâncias e de medicamentos prescritos.
- **Decidindo o que é normal.** Os Episódios Hipomaníacos também são difíceis de distinguir de um humor normal, particularmente em alguém que esteve tão deprimido que chegue a ser estranho quando a depressão acaba e o humor retorna ao normal. Para essa pessoa, ser normal é fácil de confundir com estar alterado.

- **Pistas da idade de início.** O Transtorno Bipolar Tipo II normalmente se apresenta antes dos 35 anos. Quando houver um início tardio, sempre considere a possibilidade de que uma doença médica ou uma substância esteja causando os sintomas.
- **História familiar.** Quando em dúvida, história familiar de Transtornos Bipolares é uma pista útil para saber se o paciente tem Transtorno Bipolar Tipo II.
- **Outras pistas.** O ciclo rápido em um paciente com Transtorno Depressivo Maior unipolar pode ser uma pista de Transtorno Bipolar Tipo II. Agitação ou irritabilidade em resposta a medicamentos antidepressivos não define o diagnóstico, mas deve servir de alerta.
- **Uma importante análise dos riscos e dos benefícios.** Em casos limítrofes e duvidosos, é crucial que esse diagnóstico difícil seja realizado cuidadosa e corretamente. Sempre realize uma análise individual dos riscos e dos benefícios para decidir o que será pior: não diagnosticar Transtorno Bipolar Tipo II (e tratar apenas com antidepressivos, correndo o risco de mudar para hipomania, agitação ou ciclo rápido) ou diagnosticar erroneamente Transtorno Bipolar Tipo II (e prescrever estabilizadores do humor desnecessários, que podem causar perigoso ganho de peso, com aumento dos riscos de diabetes e de cardiopatia). Frequentemente, se trata de uma decisão difícil, sem resposta certa.
- **Depressão Maior Unipolar primeiro.** Quando em dúvida, diagnostique Transtorno Depressivo Maior unipolar. Quando o diagnóstico de Transtorno Bipolar II é feito, o paciente provavelmente ficará comprometido com um curso vitalício de antipsicóticos e estabilizadores do humor; portanto, eles só devem ser arriscados quando necessário. Não faça o diagnóstico de Transtorno Bipolar Tipo II até que haja Episódios Maníacos mais claros, repetidos ou duradouros.
- **Tomada de decisão conjunta.** Ensine o paciente e a família a respeito dos riscos e dos benefícios de ambos os lados do limite unipolar-bipolar e inclua-os na tomada de decisão.
- **Gravidade.** Não presuma que o Transtorno Bipolar Tipo II seja mais leve que o Tipo I. Apesar de não haver Episódio Maníaco forte no Tipo II, os Episódios Depressivos podem ser absolutamente devastadores, com risco bastante alto de suicídio.
- **Evitando o excesso de diagnóstico do Transtorno Bipolar Tipo II.** Os índices de diagnósticos de Transtorno Bipolar dobraram desde que o Transtorno Bipolar Tipo II se tornou um diagnóstico, no DSM-IV. Em parte, isso se deve à melhor capacidade de se fazer o diagnóstico dos Transtornos Bipolares, mas tem havido também uma tendência a diag-

nosticar excessivamente Episódios Hipomaníacos (estimulada, em parte, pelo *marketing* agressivo das companhias farmacêuticas, que sugerem que os Transtornos Bipolares não são diagnosticados o bastante e que seus medicamentos precisam ser mais utilizados).

■ 301.13/F34.0 **TRANSTORNO CICLOTÍMICO**

Pergunta de Rastreamento
"Você tem variações constantes de humor, alternando altos e baixos?"

Protótipo Diagnóstico

A pessoa tem sintomas alternados de hipomania e de depressão, causando sofrimento ou comprometimento clinicamente significativos, mas jamais graves o bastante para serem considerados Transtorno Bipolar Tipo I ou Tipo II. Elas estão entre as pessoas mais temperamentais, voláteis e imprevisíveis. Encontre-as em um dia animado, e vocês se tornarão melhores amigos: a conversa é leve e agradável; as piadas são constantes; e logo vocês estarão planejando uma animada viagem de fim de semana. Ligue para elas na semana seguinte, e tudo está mudado. Em um dia ruim, elas querem ficar sozinhas, têm problemas para ir ao trabalho e não conseguem nem sonhar em sair da cidade. As alegres possibilidades da hipomania esvaem-se em uma nuvem negra, e o copo, que antes estava transbordando, agora está quase vazio.

Diagnóstico Diferencial: Considere as Seguintes Condições

- **Variações normais de humor.** A pessoa tem altos e baixos, mas sem sofrimento ou comprometimento clinicamente significativos.
- **Transtorno Depressivo Maior.** Houve um Episódio Depressivo Maior, excluindo a possibilidade de Transtorno Ciclotímico.
- **Transtorno Bipolar Tipo I.** Houve ao menos um Episódio Maníaco, que também exclui a possibilidade de Transtorno Ciclotímico.
- **Transtorno Bipolar Tipo II.** Uma vez mais, houve pelo menos um Episódio Depressivo Maior claro, excluindo a possibilidade de Transtorno Ciclotímico.
- **Transtorno Bipolar Devido a Outra Condição Médica.** Por exemplo, variações de humor são causadas por AVC ou hipertireoidismo.
- **Transtorno Bipolar Induzido por Substância.** Variações de humor podem ser causadas, por exemplo, por medicamentos antidepressivos ou cocaína.

Dicas Diagnósticas

- **Intensidade emocional normal.** Muitas pessoas (em especial as criativas) têm uma vida emocional intensa que simplesmente faz parte de quem elas são, não se tratando de evidência de um transtorno psiquiátrico.
- **Magnitude das variações.** Reserve o diagnóstico de Transtorno Ciclotímico para variações de humor que causem sofrimento ou comprometimento significativos, mas que não sejam graves o bastante para serem diagnosticadas como Transtorno Bipolar Tipo I ou Tipo II.
- **Uso de substância.** Muitas pessoas experimentam variações de altos e baixos em uma "montanha-russa" de intoxicação e abstinência, alternando-se entre "alegria" e "tristeza".
- **Início tardio.** Quando houver um início tardio, sempre considere a possibilidade de uma doença médica de base.

■ TRANSTORNO BIPOLAR INDUZIDO POR SUBSTÂNCIA

291.89 Se Induzido por Álcool
292.84 Se Induzido por Qualquer Outra Substância (Indique a Substância)

Os códigos da CID-10-MC para Transtorno Bipolar Induzido por Substância são extremamente complexos. Veja a Conversão para os Códigos da CID-10-MC para ter acesso a uma seleção deles e consulte a página de Recursos para Códigos para obter orientações sobre os outros.

Pergunta de Rastreamento

"Você teve muitas variações de humor associadas com o uso de drogas, consumo de álcool ou café, uso de medicamentos ou com a abstinência de drogas ou medicamentos?"

Protótipo Diagnóstico

A alternância entre altos e baixos frequentemente ocorre pela administração ou pela abstinência do uso de um medicamento ou de outras substâncias.

Diagnóstico Diferencial: Considere as Seguintes Condições

- **Transtorno Bipolar Devido a Outra Condição Médica.** As variações de humor provêm de uma condição médica.

- **Um Transtorno Bipolar primário.** As variações de humor precedem o uso de substância ou persistem por um período extenso após o uso.

Dicas Diagnósticas

- **Um diagnóstico difícil.** Estabelecer que uma substância seja a causa das variações de humor pode ser um grande desafio, visto que muitos pacientes com Transtorno Bipolar usam substâncias para se automedicar. Os fatores temporais a seguir podem fornecer pistas.
- **Início.** As variações de humor acontecem *depois* do uso da substância (idealmente) e entram em remissão após interrompido seu uso.
- **Remissão.** As variações de humor desaparecem se a pessoa interromper a substância e completar um período razoável de abstinência.

■ TRANSTORNO BIPOLAR DEVIDO A OUTRA CONDIÇÃO MÉDICA (INDIQUE A CONDIÇÃO MÉDICA)

293.83 / F06.33 Com Características Maníacas
293.83 / F06.33 Com Episódio Tipo Maníaco ou Hipomaníaco
293.83 / F06.34 Com Características Mistas

Pergunta de Rastreamento

"Você teve variações de humor em associação com uma condição médica, tal como tireoide hiperativa?"

Protótipo Diagnóstico

Variações de humor proeminentes são causadas pelos efeitos físicos diretos de uma doença médica.

Diagnóstico Diferencial: Considere as Seguintes Condições

- **Transtorno Bipolar Induzido por Substância.** As variações de humor devem-se aos efeitos de uma medicação ou de outra substância.
- **Um Transtorno Bipolar primário.** As variações de humor precedem a doença médica ou persistem por um período extenso posterior.

Dicas Diagnósticas

- **Outro diagnóstico difícil.** Estabelecer que uma condição clínica subjacente está causando diretamente as variações de humor pode ser um desafio. Os fatores a seguir apoiam possível relação causal.
- **Início.** As variações de humor começam simultaneamente (ou pouco tempo depois) ao início da condição médica.
- **Ligação.** Existe uma relação íntima entre a gravidade das variações de humor e a gravidade da condição clínica (p. ex., piora dos sintomas à medida que aumenta o nível dos hormônios tireoidianos).
- **Remissão.** Os sintomas se resolvem com um tratamento bem-sucedido da condição médica.
- **Tipicidade.** Há evidências na literatura clínica de que a condição médica em questão é responsável por causar sintomas de bipolaridade em alguns indivíduos.

■ 296.80/F31.9 TRANSTORNO BIPOLAR NÃO ESPECIFICADO

Use o diagnóstico de Transtorno Bipolar Não Especificado quando o Transtorno Bipolar estiver presente, mas for impossível especificar se se trata de Transtorno Bipolar Tipo I, Tipo II ou Ciclotimia, ou mesmo se o transtorno é induzido por uma substância ou causado por uma condição médica subjacente.

■ 296.90/F39 TRANSTORNO DO HUMOR NÃO ESPECIFICADO

Use o diagnóstico de Transtorno do Humor Não Especificado (Transtorno do Humor Não Classificado em Outro Local na CID-9-MC) quando um Transtorno do Humor estiver presente, mas for impossível especificar se é uni ou bipolar ou se é induzido por uma substância ou causado por uma condição médica geral. Veja minha discussão sobre esse diagnóstico no fim do Capítulo 3.

CAPÍTULO 5
Transtornos de Ansiedade

NESTE CAPÍTULO:

- Transtorno de Pânico
- Agorafobia
- Transtorno de Ansiedade Social (Fobia Social)
- Fobia Específica
- Transtorno de Ansiedade Generalizada
- CUIDADO: Diagnóstico Excessivo de Transtorno de Ansiedade Generalizada
- Transtorno de Ansiedade Devido a Outra Condição Médica (Indique a Condição Médica)
- Transtorno de Ansiedade Induzido por Substância
- Transtorno de Ansiedade Não Especificado

TRANSTORNO DE PÂNICO

300.21 / F40.01 **Transtorno de Pânico com Agorafobia**
300.01 / F41.0   **Transtorno de Pânico sem Agorafobia**

Pergunta de Rastreamento

"Você já teve um ataque de pânico?"

Protótipo Diagnóstico

O Transtorno de Pânico é como estar em uma jaula com um tigre, exceto que não há tigre algum. De repente, e aparentemente sem motivo, a pessoa sente grande terror, falta de ar, taquicardia, tontura, mãos trêmulas, suor, uma estranha sensação de alfinetes e agulhas em seus dedos e tensão nas mãos e nos pés. E tudo isso é um presságio de que algo ainda mais catastrófico está para acontecer em breve – talvez desmaiar ou vomitar, ter um acidente vascular cerebral, enlouquecer ou até morrer. Às vezes, o mundo parece irreal, e a pessoa tem uma sensação incomum de que não é ela mesma.

O ataque de pânico é breve e acaba quase ao mesmo tempo em que começa. No início, os ataques não têm conexão óbvia com causas no ambiente, mas, ao longo do tempo, as situações em que eles ocorreram podem se tornar momentos condicionados que provocam novos ataques (pelo menos uma parte do tempo). Frequentemente, a pessoa passa a evitar essas situações, que, ao se acumularem, podem até mesmo levar à Agorafobia. Lugares que impedem uma fuga rápida ou que causariam constrangimento particular são os que apresentam mais probabilidade de evitação.

Diagnóstico Diferencial: Considere as Seguintes Condições

- **Pânico devido a exposição a perigos reais.** Eventos como guerras, acidentes de carro ou estupro podem induzir sintomas de pânico.
- **Pânicos ocasionais normais.** Eles podem não ter relevância clínica.
- **Transtorno de Ansiedade Induzido por Substância.** Por exemplo, uso de cocaína ou consumo excessivo de café podem induzir sintomas de pânico.
- **Transtorno de Ansiedade Devido a Outra Condição Médica.** Exemplos dessas condições incluem hipertireoidismo e feocromocitoma.
- **Fobia Específica.** É causada por algo específico (p. ex., cobras, altura, injeções).
- **Transtorno de Ansiedade Social (Fobia Social).** É causado previsivelmente por exposição a situações sociais.
- **Transtorno Obsessivo-compulsivo (TOC).** Por exemplo, uma pessoa com TOC pode ter pânico de contaminação se exposta a sujeira.
- **Transtorno de Estresse Pós-traumático (TEPT) ou Transtorno de Estresse Agudo.** Sintomas de pânico podem ser causados por lembranças do evento terrível.
- **Transtorno de Ansiedade de Separação.** É causado pela separação de um cuidador.
- **Transtornos Psicóticos.** Sintomas de pânico podem ocorrer em resposta a desilusões ou alucinações.

Dicas Diagnósticas

- **Perigo real.** Ataques de pânico ocorrendo em resposta a uma ameaça significativa (p. ex., ser assaltado sob a mira de uma arma) não são de forma alguma patológicos nem contam para um diagnóstico de transtorno mental.
- **Ataques de pânico em pessoas saudáveis.** Cerca de 10% das pessoas sofrem com ataques de pânico ocasionais e isolados que não têm significância clínica e que não devem ser diagnosticados como Transtorno de Pânico.
- **Duração.** A maioria dos ataques de pânico tem duração extremamente breve, de menos de meia hora. Algumas pessoas têm ansiedade interepisódica entre os ataques.
- **Hiperventilação.** Muitos dos sintomas físicos são causados pela respiração ansiosa e pela consequente exalação de muito dióxido de carbono. Para propósitos diagnósticos durante a primeira consulta, você com frequência pode provocar os sintomas físicos de um ataque de pânico fazendo o paciente hiperventilar voluntariamente por alguns minutos. Esse exercício é útil para demonstrar a causa trivial dos sintomas físicos, aliviando, assim, os medos do paciente de que exista algo errado fisicamente. Assim, também é possível conferir uma sensação de domínio e controle sobre os sintomas que antes inspiravam terror e impotência. O treinamento respiratório pode ser realizado também como parte da entrevista diagnóstica inicial. Pacientes que aprendem bastante na primeira consulta têm probabilidade muito maior de retornar para uma segunda.
- **Estresse.** O Transtorno de Pânico costuma ser provocado ou exacerbado durante períodos de estresse e de conflito psicológico. Conhecer o paciente é tão importante quanto conhecer os sintomas.
- **Comprometimentos secundários.** Os ataques de pânico frequentemente provocam reações que são muito piores do que os próprios ataques, particularmente Agorafobia, retiro do contato social, sintomas de ansiedade generalizada e desmoralização. Diagnóstico e tratamento precisos e efetivos são cruciais.
- **Intoxicação por Substância ou Abstinência.** Considere a intoxicação ou a abstinência de álcool e outras substâncias e a abstinência de medicamentos (particularmente antidepressivos e ansiolíticos) como possíveis causas ou precipitantes. Interromper uso de cafeína pode ajudar.
- **Início tardio.** Isso é bastante raro; sugere uma avaliação em busca de doença médica subjacente.
- **A importância de um bom diagnóstico para impedir a realização de exames e tratamentos desnecessários.** Pacientes com Transtorno de Pâ-

nico fazem muitas visitas a médicos e a salas de emergência antes de alguém perceber que é a hiperventilação que está causando os sintomas físicos. É incrível a frequência com que se ignora o Transtorno de Pânico, resultando em exames desnecessários e tratamentos irrelevantes.
- **Prevenção de Agorafobia.** A administração efetiva do Transtorno de Pânico pode prevenir a evolução da Agorafobia. A Agorafobia é muito mais fácil de prevenir do que de tratar.

300.22/F40.00 AGORAFOBIA

Pergunta de Rastreamento

"Existem muitas coisas que você tem medo de fazer e muitos lugares aos quais você tem medo de ir?"

Protótipo Diagnóstico

A Agorafobia começou como um ataque de pânico que surgiu repentinamente quando uma pessoa andava de ônibus, então ela parou de usar esse meio de transporte. Ela começou a ter cada vez mais ataques de pânico sem um fator desencadeante – primeiro, a cada poucas semanas, depois, a cada poucos dias. Frequentar a reunião de pais na escola causava um constrangimento muito grande. Ela parou de dirigir por medo de congelar na rodovia. Então, uma crise de pânico no supermercado acabou restringindo as compras, e logo ela ficou apavorada de ir a qualquer lugar sozinha. Não consegue tolerar a ideia de ficar em uma fila ou de frequentar lugares lotados, pela possibilidade de sofrer um constrangedor ataque de pânico e não conseguir escapar da situação nem receber ajuda. O cinema é completamente proibido; muito escuro e cheio de gente. Como poderia escapar se um ataque de pânico acontecesse justo em um assento central? Aviões estão fora de cogitação. Seu mundo foi se reduzindo progressivamente à pequena zona de segurança de sua casa, e mesmo lá ela se sente cada vez mais desconfortável quando está sozinha.

Na Agorafobia, situações temidas são completamente evitadas, suportadas com terror intenso ou vividas apenas com uma pessoa de confiança. Logo, "evitar" torna-se o tema central de todos os aspectos da vida. Aqueles que sofrem com esse transtorno ficam cada vez mais aprisionados em um confinamento quase solitário. A crise que precipita a primeira consulta frequentemente ocorre quando o companheiro se sente esgotado, torna-se impaciente e tenta se afastar.

Diagnóstico Diferencial: Considere as Seguintes Condições

- **Transtorno de Ansiedade Social (Fobia Social).** Apenas situações sociais específicas são evitadas.
- **Fobia Específica.** Apenas um objeto ou uma situação específica são evitados.
- **TEPT ou Transtorno de Estresse Agudo.** A pessoa evita o que lembre um evento traumático.
- **Transtorno de Ansiedade de Separação.** Os medos que motivam a evitação se relacionam com a separação de um pai ou cuidador.
- **TOC.** A evitação é focada em coisas que ativam rituais compulsivos; por exemplo, uma pessoa excessivamente preocupada com higiene evita poeira.
- **Transtorno Depressivo Maior.** O retraimento social deve-se a perda de interesse, prazer e energia, em vez de medo.
- **Transtornos Psicóticos.** Os medos que motivam a evitação são ilusórios.
- **Dependência de Substância.** Intoxicação e falta de motivação fazem a pessoa se trancar em casa.
- **Simulação.** Evitação e manipulação são usadas para prender o companheiro.

Dicas Diagnósticas

- **Prevenção de Agorafobia.** Como mencionado anteriormente, o manejo efetivo da pessoa que sofre de Transtorno de Pânico pode prevenir a evolução da Agorafobia. Novamente, a Agorafobia é muito mais fácil de prevenir do que de tratar.
- **Levando o paciente à primeira consulta.** O paciente provavelmente irá temer a avaliação psiquiátrica, pelo menos tanto quanto outras situações temidas. O comparecimento da pessoa à primeira consulta será muito mais provável se ele estiver acompanhado. O principal (e único, na verdade) objetivo da primeira consulta é reduzir os medos e demonstrar que você pode ser útil, aumentando, assim, a probabilidade de que o paciente se sinta motivado e confortável o bastante para uma segunda consulta.
- **Constrangimento.** Entre todos os problemas psiquiátricos, a Agorafobia é um dos mais constrangedores para os pacientes. Espere que eles disfar-

cem ou minimizem o grau de evitação. Esclareça que você ouviu histórias muito piores diversas vezes e que os sintomas são bem conhecidos e perfeitamente tratáveis.

- **O acompanhante do paciente fóbico.** Em geral, há alguém que passa segurança a zonas que, de outro modo, seriam muito perigosas e que o paciente buscaria evitar. Normalmente, essa pessoa seria o cônjuge, o pai ou o filho; às vezes, pode ser um amigo ou parente, bem como várias outras pessoas, que dividem esse papel. O paciente pode não ir a lugar algum sozinho, mas pode conseguir ir a qualquer lugar desde que seja acompanhado por essa pessoa. Seu acompanhante provavelmente estará sentado na sala de espera; convide-o a entrar e torne essa pessoa parte integral da avaliação e do tratamento.
- **O poder da psicoeducação.** Pacientes com Agorafobia sentem-se particularmente impotentes, dependentes e fora de controle. A psicoeducação proporciona esperança de domínio e reduz a sensação de solidão e incompreensão. Ela também ajuda o acompanhante (cuidador) a pôr as coisas em perspectiva.
- **Relação com ataques de pânico.** A Agorafobia é frequentemente a complicação secundária que surge como consequência de ataques de pânico repetidos. Estabelecer essa conexão com o paciente costuma ser um avanço e o primeiro passo rumo ao diagnóstico e ao tratamento.
- **Outros ativadores.** Nem todos precisam de ataques de pânico completos para iniciar um padrão de evitação. Especialmente em pacientes idosos, medos de tontura ou de cair em um lugar público podem ir reduzindo gradualmente sua zona de segurança.
- **Transtorno de Ansiedade Social e Fobia Específica.** Às vezes, tornam-se mais graves e generalizados, com a evitação de cada vez mais coisas, até que gradualmente se equiparem à Agorafobia.
- **Uso de substância.** Agorafobia e uso inadequado de substância psicoativa têm íntima relação. O uso de substâncias para fins de automedicação pode sair do controle e evoluir para Dependência de Substância. Medicamentos ansiolíticos são prescritos excessivamente e podem levar ao vício. Círculos viciosos ocorrem: Ansiedade leva à Dependência de Substância; a Abstinência leva à ansiedade; e assim ocorre mais uso de substância.
- **Curso.** A menos que haja uma intervenção bem-sucedida, medos condicionados tendem a se espalhar de forma gradativa, e o paciente fica preso em um mundo cada vez mais restrito. Alguns pacientes ficam completamente presos a sua casa e nem sequer conseguem tolerar ir para a rua desacompanhados.

■ 300.23 / F40.10 **TRANSTORNO DE ANSIEDADE SOCIAL (FOBIA SOCIAL)**

Pergunta de Rastreamento

"Você costuma evitar situações sociais porque tem medo de fazer algo embaraçoso e parecer idiota?"

Protótipo Diagnóstico

Ela teme ficar junto de pessoas porque se sente socialmente inepta. Tem sempre medo de que vá fazer ou dizer algo idiota, de que não esteja vestida adequadamente ou de que seu cabelo esteja desarrumado. Rejeita-se e humilha-se com um rigor que supera o do mais cruel dos críticos. Teme estar sendo julgada duramente por todos, tem medo de derrubar o vinho ou de se envergonhar na pista de dança. A dolorosa autoconsciência deixa-a hipervigilante e autocrítica, com uma atenção a detalhes ou defeitos que jamais poderia ser igualada por qualquer observador externo.

Situações que costumam ser temidas no Transtorno de Ansiedade Social incluem conversar com estranhos; sair para um encontro ou uma festa; ser observado comendo, bebendo, escrevendo ou indo ao banheiro; trabalhar com outras pessoas em um projeto conjunto; ou proferir um discurso. Essas atividades são completamente evitadas ou suportadas com grande temor.

Diagnóstico Diferencial: Considere as Seguintes Condições

- **Timidez normal.** Uma pesquisa mostrou que, depois da morte, a coisa que as pessoas mais temiam era ir a uma festa em que não conheciam ninguém.
- **Agorafobia.** A evitação é generalizada, e não restrita a situações sociais.
- **Fobia Específica.** Um objeto ou uma situação não social específica são evitados.
- **TEPT ou Transtorno de Estresse Agudo.** A pessoa evita o que lembre o evento traumático.
- **Transtorno de Ansiedade de Separação.** A evitação é motivada por medo de ser separado de um dos pais ou cuidador.
- **TOC.** Situações que causem rituais compulsivos são evitadas.
- **Transtorno do Espectro Autista ou Transtorno da Personalidade Esquizotípica ou Esquizoide.** A pessoa não tem interesse em outras pessoas.
- **Transtorno da Personalidade Evitativa.** A evitação de situações sociais tem início cedo, é duradoura, e trata-se de um padrão de comportamento constante.

- **Transtorno Depressivo Maior.** Perda de interesse, prazer e energia causa evitação de situações sociais.
- **Transtornos Psicóticos.** Os medos que motivam a evitação são ilusórios.
- **Dependência de Substância.** Intoxicação e falta de motivação causam evitação social.
- **Doença médica.** A pessoa evita o constrangimento de demonstrar algum aspecto de estar doente (p. ex., perda de cabelo em um paciente com câncer ou tremores em alguém com doença de Parkinson).

Dicas Diagnósticas

- **Timidez normal.** É perfeitamente normal e aceitável ser tímido, constranger-se facilmente e ter medo de humilhação. Isso faz parte da condição humana.
- **Significância clínica.** Não existe limite claro entre medos sociais normais e Transtorno de Ansiedade Social. Para que um transtorno mental seja diagnosticado, os sintomas devem ser graves o bastante para causar sofrimento ou limitações graves na vida da pessoa.
- **Fatores culturais.** O que é modéstia adequada no Japão pode ser considerado evitação social nos Estados Unidos. O que é extroversão normal nos Estados Unidos pode ser considerado maus modos no Japão. Compare indivíduos à cultura de onde eles vêm, não à sua.
- **Sexo.** Em muitas culturas, a timidez é mais encorajada (ou menos desencorajada) nas mulheres. Não confunda isso com transtorno mental.
- **Sintoma único.** Algumas pessoas têm apenas uma situação social que as aterroriza. O mais comum é o medo de falar em público, mas a evitação pode ser direcionada para outras coisas em um lugar público (p. ex., alimentar-se, preencher um cheque ou ir ao banheiro). Normalmente, o comprometimento não chega a ter significância clínica, e a pessoa simplesmente o mantém à margem. Contudo, às vezes, ele pode ameaçar a carreira – por exemplo, se um professor não puder lecionar ou se um empresário não conseguir participar de reuniões de negócios.
- **Ansiedade social generalizada.** Em algumas pessoas, a evitação generaliza-se para a maior parte dos contatos sociais ou para todos. Quando esse comportamento tem início cedo, torna-se indistinguível do Transtorno da Personalidade Evitativa.
- **Transtornos Depressivos Comórbidos.** Muitas pessoas com Transtorno de Ansiedade Social também desenvolvem desmoralização ou depressão secundárias.

- **Uso de substância.** Ansiedade Social e uso inadequado de substâncias psicoativas têm íntima ligação. O álcool é um grande lubrificante social que dissolve inibições. Contudo, o uso de substâncias para fins de automedicação pode sair do controle e evoluir para Dependência de Substância. Medicamentos ansiolíticos (que são prescritos em excesso) podem frequentemente levar ao vício. Assim como na Agorafobia, círculos viciosos podem ocorrer: Ansiedade leva à Dependência de Substância; a Abstinência leva à ansiedade; e assim ocorre mais uso de substância.

FOBIA ESPECÍFICA

300.29 / F40.218 **Animal**
300.29 / F40.230 **Sangue-Injeção-Ferimentos, Medo de Sangue**
300.29 / F40.231 **Sangue-Injeção-Ferimentos, Medo de Injeções e Transfusões**
300.29 / F40.233 **Sangue-Injeção-Ferimentos, Medo de Ferimentos**
300.29 / F40.232 **Sangue-Injeção-Ferimentos, Medo de Outros Cuidados Médicos**
300.29 / F40.228 **Ambiente Natural**
300.29 / F40.248 **Situacional**
300.29 / F40.298 **Outro**

Pergunta de Rastreamento

"Você tem um medo específico que lhe cause algum problema especial, como de voar, de altura, de espaços fechados, de animais, de ver sangue ou de injeções?"

Protótipo Diagnóstico

Pessoas com Fobia Específica sofrem um medo duradouro e desproporcional de um objeto específico (como cães, aranhas ou cobras) ou de uma situação específica (como estar em lugares altos, andar de elevador ou de avião ou levar um tiro) ou evitam aquilo que temem ou suportam com intensa ansiedade e relutância.

Diagnóstico Diferencial: Considere as Seguintes Condições

- **Medos que fazem parte da vida normal e não causam muitos problemas.**
- **Transtorno de Ansiedade Social (Fobia Social).** Esse é um medo de uma ou mais situações sociais.
- **Agorafobia.** Essa é uma fobia de muitas situações sociais.
- **TEPT ou Transtorno de Estresse Agudo.** A pessoa teme coisas que a lembrem de um evento terrível vivenciado anteriormente.
- **Transtorno de Ansiedade de Separação.** O indivíduo teme ser separado de um cuidador.
- **TOC.** A pessoa teme situações que possam causar rituais de limpeza compulsiva.

Dicas Diagnósticas

- **Evitando o excesso de diagnóstico.** Ter medos irracionais faz parte da vida normal. A evolução programou em nosso cérebro tendências inatas a temer coisas que nos seriam perigosas. Chimpanzés e crianças têm medo de cobras, mesmo que nunca tenham tido a chance de aprender por meio de experiências ruins. A evolução não é perfeita e, às vezes, passa um pouco do limite.
- **Significância clínica.** Todo mundo tem pelo menos alguns medos exagerados de algo. A maioria das pessoas consegue contorná-los sem grande sofrimento ou comprometimento de modo que não contem como transtorno mental. Para um morador de Nova York, ter fobia de cobras é irrelevante para o funcionamento diário; para um fazendeiro na Índia, seria uma história bem diferente. A Fobia Específica deve ser diagnosticada apenas quando o medo e a evitação ocorrem em um contexto importante e tenham atingido uma gravidade e uma persistência que interfiram significativamente na vida da pessoa (p. ex., um limpador de janelas tem medo de altura, uma estudante de medicina desmaia ao ver sangue, ou um caminhoneiro tem medo de pontes).
- **Índices.** A prevalência de Fobia Específica é radicalmente inflacionada em estudos epidemiológicos porque esse tipo de pesquisa não é capaz de avaliar significância clínica. Fobias Específicas são raramente vistas na prática clínica, sendo a mais comum o medo de voar. Em sua maioria, as pessoas preferem ajustar suas vidas para acomodar o medo.

300.02/F41.1 TRANSTORNO DE ANSIEDADE GENERALIZADA

Pergunta de Rastreamento

"Você é uma pessoa muito preocupada, desnecessariamente ansiosa o tempo todo com muitas coisas diferentes?"

Protótipo Diagnóstico

A mente dos que sofrem de Transtorno de Ansiedade Generalizada nunca descansa. Todos os desafios típicos da vida estão prontos para causar preocupação – família, finanças, saúde, trabalho, escola, amizades, futuro, etc. A preocupação pode ser acompanhada de todo tipo de outros sintomas cognitivos (baixa concentração, catastrofização, indecisão); sintomas de humor (irritabilidade, desmoralização); e sintomas físicos (náusea, diarreia, dores de cabeça, suor, tremedeira, tensão muscular e falta de sono). A ansiedade causa muito sofrimento e tem efeito nitidamente prejudicial na vida diária dessas pessoas. Elas buscam constante tranquilização, mas nunca se sentem realmente confortadas.

**CUIDADO:
Diagnóstico Excessivo de Transtorno
de Ansiedade Generalizada**

Em minha visão, a definição do DSM-5 para Transtorno de Ansiedade Generalizada é muito frouxa, tanto no número necessário de sintomas quanto em sua duração. Ela pode muito bem resultar em excesso de diagnóstico. Em vez disso, eu recomendo que esse diagnóstico seja reservado para pessoas cujas preocupações sejam intensas, contínuas, além do comum, debilitantes, duradouras (por pelo menos seis meses ou mais) e que não possam ser mais bem explicadas por outro diagnóstico.

Diagnóstico Diferencial: Considere as Seguintes Condições

- **Preocupações realistas.** Não requerem diagnóstico.
- **Transtorno de Adaptação.** As preocupações são exageradas e comprometedoras, mas costumam ser transitórias e estar relacionadas a estresse específico e realista.
- **Transtorno de Pânico.** A preocupação se foca em sofrer de ataque de pânico.

- **Transtorno de Ansiedade Social (Fobia Social).** A preocupação se concentra em ficar constrangido em situações sociais.
- **TOC.** A preocupação é com uma obsessão (p. ex., estar contaminado).
- **Transtorno de Ansiedade de Separação.** A preocupação é com estar separado dos pais ou de cuidadores.
- **Anorexia Nervosa.** A preocupação é com ganhar peso.
- **Transtorno Dismórfico Corporal.** A preocupação é com um defeito percebido na aparência.
- **Transtorno de Sintomas Somáticos.** As preocupações se focam nos sintomas corporais.
- **TEPT e Transtorno de Estresse Agudo.** A preocupação se foca em lembranças de um evento traumático.
- **Transtorno Depressivo Maior.** A preocupação tem um tema depressivo.
- **Transtornos Psicóticos.** As preocupações que não são realistas se tornam delírios.
- **Transtorno de Ansiedade Induzido por Substância.** A ansiedade vem de Intoxicação por Substância (p. ex., cafeína, estimulantes) ou de Abstinência de Substância (p. ex., álcool, Xanax, Prozac).
- **Transtorno de Ansiedade Devido a Outra Condição Médica.** Por exemplo, a ansiedade é causada por hipertireoidismo.

Dicas Diagnósticas

- **Preocupações normais.** Ansiedade e preocupações são inerentes e frequentemente partes adaptativas da perigosa condição humana.
- **Evitando o excesso de diagnóstico.** Um transtorno mental só está presente quando a ansiedade e a preocupação são irreais, extremas, duradouras, prejudiciais e comprometedoras.
- **Uso de substância.** Não esqueça que a ansiedade pode ser um efeito colateral do uso de medicamentos ou da abstinência, podendo ser causada também ou pela intoxicação, ou pela abstinência de outras substâncias.
- **Doenças médicas subjacentes.** Sempre considere o papel das condições clínicas (p. ex., hipertireoidismo, tumor suprarrenal, insuficiência cardíaca congestiva), especialmente se a ansiedade tiver início tardio.
- **Procure por um diagnóstico mais específico.** Certifique-se de que a preocupação não seja causada por outra condição. Considere cuidadosamente as possibilidades na longa lista de diagnósticos diferenciais. O Transtorno de Ansiedade Generalizada deve ser o último da fila – um diagnóstico residual, usado apenas quando todo o resto foi descartado.

■ 293.84/F06.4 TRANSTORNO DE ANSIEDADE DEVIDO A OUTRA CONDIÇÃO MÉDICA (INDIQUE A CONDIÇÃO MÉDICA)

Pergunta de Rastreamento

"Você teve sintomas de ansiedade em associação com uma condição médica, como, por exemplo, distúrbio da tireoide?"

Protótipo Diagnóstico

A ansiedade angustiante ou os ataques de pânico da pessoa são diretamente causados por uma doença médica.

Diagnóstico Diferencial: Considere as Seguintes Condições

- **Transtorno de Adaptação com Ansiedade.** Aqui, a relação causal entre a condição médica e os sintomas de ansiedade é psicologicamente mediada, e não um resultado direto da doença. Por exemplo, a pessoa está ansiosa por ter sido diagnosticada com câncer; não é o câncer em si que está causando a ansiedade por meio de um hormônio secretado.
- **Transtorno de Ansiedade Induzido por Substância.** A ansiedade se deve a um efeito colateral de uma medicação ou a substância psicoativa.
- **Um Transtorno de Ansiedade primário.** A ansiedade precede o uso de substância ou persiste por um período extenso antes mesmo do uso da substância.

Dicas Diagnósticas

- **Diagnóstico difícil.** Estabelecer que uma condição médica subjacente esteja causando diretamente a ansiedade pode ser um desafio. Os fatores a seguir apoiam uma relação causal direta.
- **Início.** Os sintomas de ansiedade começam simultaneamente (ou pouco tempo após) ao início da condição médica.
- **Ligação.** Existe uma relação íntima entre a gravidade dos sintomas da ansiedade e a gravidade da condição médica (p. ex., piora dos sintomas simultaneamente à elevação do nível dos hormônios tireoidianos).
- **Remissão.** Os sintomas de ansiedade se resolvem com um tratamento bem-sucedido da condição médica.
- **Tipicidade.** Há evidências na literatura científica de que a condição médica em questão é responsável por causar sintomas de ansiedade em alguns indivíduos.

■ TRANSTORNO DE ANSIEDADE INDUZIDO POR SUBSTÂNCIA

291.89 Se Induzido por Álcool
292.89 Se Induzido por Qualquer Outra Substância (Indique a Substância)

Os códigos da CID-10-MC para Transtorno de Ansiedade Induzido por Substância são extremamente complexos. Veja a Conversão para os Códigos da CID-10-MC para ter acesso a uma seleção deles e consulte a página de Recursos para Códigos para obter orientações sobre os outros.

Pergunta de Rastreamento

"Você teve muitos sintomas de ansiedade associados com o uso de drogas, consumo de álcool ou café, uso de medicamentos ou com a abstinência de drogas ou medicamentos?"

Protótipo Diagnóstico

Ansiedade ou ataques de pânico costumam ocorrer como resultado do consumo ou da abstinência de uma substância ou um medicamento.

Diagnóstico Diferencial: Descarte Estas Condições

- **Transtorno de Ansiedade Devido a Outra Condição Médica.** A ansiedade vem da condição médica, e não do medicamento usado para tratá-la.
- **Um Transtorno de Ansiedade primário.** A ansiedade precede o uso de substância ou persiste por um período extenso após o uso.
- **Simples Intoxicação ou Abstinência.** A ansiedade não é desproporcional quanto ao que se espera da gravidade e da duração.

Dicas Diagnósticas

- **Outro diagnóstico difícil.** Estabelecer que uma substância é a causa da ansiedade pode ser um grande desafio, visto que muitas pessoas ansiosas usam substâncias para fins de automedicação. Os fatores temporais a seguir podem fornecer pistas.

- **Início.** Os sintomas da ansiedade acontecem *depois* do uso da substância (idealmente) e entram em remissão após interrompido seu uso.
- **Remissão.** A ansiedade desaparece se a pessoa interromper o uso da substância e completar um período razoável de abstinência.

■ 300.00/F41.9 TRANSTORNO DE ANSIEDADE NÃO ESPECIFICADO

Use o diagnóstico de Transtorno de Ansiedade Não Especificado quando você tiver determinado que há um transtorno de ansiedade, mas não tiver informações o bastante para distinguir qual se encaixa melhor. Frequentemente, é necessário tempo e várias consultas para terminar o possível impacto da substância ou da doença médica. Essa categoria também seria usada para sintomas de ansiedade que não se assemelham a qualquer das categorias já descritas, mas ainda causam sofrimento ou comprometimento clinicamente significativos.

CAPÍTULO 6

Transtorno Obsessivo-compulsivo e Transtornos Relacionados

NESTE CAPÍTULO:

- Transtorno Obsessivo-compulsivo
- Transtorno Dismórfico Corporal
- Transtorno de Acumulação
- Transtornos de Tique
- Tricotilomania (Transtorno de Arrancar o Cabelo)
- Transtorno Obsessivo-compulsivo e Transtorno Relacionado Induzido por Substância
- Transtorno Obsessivo-compulsivo e Transtorno Relacionado Devido a Outra Condição Médica (Indique a Condição Médica)
- Transtorno Obsessivo-compulsivo e Transtorno Relacionado Não Especificado

300.3/F42 TRANSTORNO OBSESSIVO-COMPULSIVO

Perguntas de Rastreamento

Para obsessões: "Você tem pensamentos estranhos que não consegue tirar da cabeça?"
Para compulsões: "Existem rituais que você não consegue evitar de repetir muitas vezes?"

Protótipo Diagnóstico

Pessoas com transtorno obsessivo-compulsivo (TOC) têm "obsessões" (pensamentos intrusivos acompanhados de ansiedade) e "compulsões" (ações ou pensamentos repetitivos que ajudam a neutralizar as obsessões). Uma obsessão típica é o pensamento recorrente, persistente, irritante e irresistível de que "há germes perigosos em todo lugar, e eu estou sendo contaminado por eles". A pessoa sabe que sua preocupação com germes excede qualquer risco razoável, mas o pensamento obsessivo ganhou vida própria e não pode mais ser administrado pela correção lógica ou pelo controle cognitivo. A única maneira de reduzir a obsessão é enfrentá-la repetidamente com uma compulsão que a neutralize.

Cada pessoa descobre um ritual particular que funciona melhor para si, ficando profundamente arraigado e sendo constantemente repetido. Em geral, a compulsão é realizada de acordo com regras rígidas (p. ex., lavar a mão direita exatamente 10 vezes, depois a esquerda 10 vezes, depois a direita 10 vezes, e assim por diante durante 100 repetições enquanto usa um sabonete específico, em uma pia específica, e se seca com uma toalha específica). Se cada parte do ritual não for executada corretamente, ele precisa ser repetido desde o começo. O ritual costuma ficar mais elaborado ao longo do tempo, tomando cada vez mais tempo do dia.

Para se proteger do medo da contaminação, uma pessoa pode lavar as mãos seguidamente; outra pode tomar banhos longuíssimos; uma terceira pode passar sabonete de forma constante; uma quarta pode esfregar o banheiro repetidamente; e assim por diante. Algumas pessoas desenvolvem compulsões cognitivas – por exemplo, pensar constantemente na palavra "limpar" e soletrá-la mil vezes, ou rezar em voz alta diversas vezes, ou contar para a frente e para trás até mil. Cada pessoa cria um conjunto de rituais pessoais que não proporcionam proteção alguma contra os germes, mas que conseguem reduzir sua ansiedade de ser contaminada por eles.

Obsessões particulares tendem a formar um par com compulsões particulares. A imagem obsessiva de atropelar o próprio filho ao sair de ré com o carro da garagem será associada com o ritual de voltar até 10 vezes em frente à casa para ver se há sangue no asfalto. O impulso repetido de estrangular uma criança dormindo será associado com o estabelecimento de um alarme em intervalos regulares à noite para ver se ela não está morta. O pensamento obsessivo de que as coisas estão fora de controle será associado com o ritual de ordenamento de criar e aperfeiçoar planilhas de coisas a fazer, inventários, listas de aniversários e alimentos favoritos de todos os conhecidos, e assim por diante. Obsessões e compulsões estão ligadas em um tipo de "queda de braço": quanto mais intensa e persistente a obsessão e sua ansiedade, mais intensa e persistente deve ser a compulsão para neutralizá-la. O padrão causa transtorno, consome muito tempo e energia e interfere no resto da vida da pessoa. (Note como essa descrição é longa – um exemplo de detalhamento compulsivo em uma tentativa de neutralizar o medo obsessivo de ser incompleto!)

Diagnóstico Diferencial: Considere as Seguintes Condições

- **Obsessões e rituais normais do cotidiano.** Todos temos alguns.

Outras Condições Caracterizadas por Pensamentos Intrusivos Recorrentes
- **Transtorno Depressivo Maior.** Preocupações depressivas.
- **Transtorno Dismórfico Corporal.** Pensamentos intrusivos de que uma parte corporal é terrivelmente feia.
- **Transtorno de Ansiedade Generalizada.** Preocupações excessivas, porém realistas, acerca de coisas mundanas.
- **Transtorno de Estresse Pós-traumático (TEPT) ou Transtorno de Estresse Agudo.** Memórias repetidas do evento terrível.
- **Anorexia Nervosa.** Preocupações acerca de estar acima do peso.
- **Dependência de Substância.** Desejos e pensamentos intrusivos a respeito de drogas ou álcool.
- **Transtornos Parafílicos.** Pensamentos sexuais intrusivos.
- **Transtorno Delirante.** Obsessões que se tornaram delírios (p. ex., "Vou morrer por causa da contaminação, e não há nada que eu possa fazer para impedir").
- **Transtorno da Personalidade Esquizotípica.** Pensamentos estranhos e excêntricos, mas não vivenciados como externos e intrusivos.
- **Transtorno de Sintomas Somáticos.** Preocupações intrusivas acerca de ter uma doença grave.

Outras Condições Caracterizadas por Comportamentos Repetitivos que São Sentidos Como se Estivessem Fora de Controle
- **Tricotilomania (Transtorno de Arrancar o Cabelo).** Necessidade repetida de puxar o cabelo.
- **Transtornos de Tique.** Movimento motores e vocalizações estereotipadas repetidas.

- **Dependência de Substância.** Necessidade repetida de usar substâncias apesar de efeitos prejudiciais.
- **Bulimia Nervosa.** Períodos de comer compulsivo e seguido de vômito.
- **Acumulação.** Um amontoado de coisas guardadas compulsivamente.
- **Transtorno do Espectro Autista.** Rituais estereotipados.
- **Esquizofrenia.** Comportamento bizarro e desorganizado.
- **Transtorno da Personalidade Obsessivo-compulsiva.** Comportamento rígido e perfeccionista, mas não há obsessões ou compulsões verdadeiras.

Dicas Diagnósticas

- **Obsessões e rituais frequentemente são partes adaptativas da vida.** Não diagnostique TOC se as obsessões e os rituais forem inofensivos, prudentes ou parte de uma prática cultural ou religiosa. Pode fazer sentido (e não causa mal) verificar duas ou até três vezes para se certificar de que a porta da frente está trancada ou de que o forno está desligado. Rezar duas horas por dia é uma observância religiosa, e não um sintoma, se isso for esperado pela comunidade religiosa do paciente; só é um sintoma quando é uma reação individual e idiossincrática a uma obsessão.
- **Pensamentos intrusivos: obsessões ou compulsões cognitivas?** Depende de como elas funcionam. Pensamentos repetitivos indesejados são classificados como obsessões se forem acompanhados por ansiedade, mas como compulsões se reduzirem a ansiedade. A distinção é importante, porque as implicações são distintas. As compulsões são muito mais simples de tratar com técnicas de exposição do que as obsessões.
- **Níveis de *insight*.** Alguns pacientes com TOC têm bom *insight*, outros têm pobre, outros não têm. Ter bom *insight* não significa que os pacientes possam impedir um pensamento intrusivo e estressante ou o ritual necessário para neutralizá-lo; significa apenas que eles sabem que aquilo não faz sentido e que todo o processo lhes parece extrínseco. Por exemplo, as obsessões de contaminação de uma paciente podem lhe parecer completamente estranhas e idiotas, mas ela se sente nervosa ao extremo a menos que continue lavando as mãos, visto que isso acalma sua ansiedade. Outra continua lavando as mãos até que elas fiquem vermelhas e doloridas, visto que a sensação de dor é melhor do que o nervosismo (mesmo que ela saiba que não faz sentido se preocupar com contaminação e que se lavar assim é autodestrutivo). Os pacientes não podem impedir ou controlar esses comportamentos, apesar de terem plena consciência de sua inutilidade. É isso que significa ter "bom *insight*". Do outro lado des-

se extremo, temos "nenhum *insight*". Esses pacientes argumentam com grande convicção e pilhas de artigos científicos que germes perigosos de fato estão por toda parte no ambiente. Eles insistem em que você é louco por não se sentir tão preocupado e estão convencidos de que esfolar as mãos é melhor do que ter germes perigosos pelo corpo. "*Insight* pobre" fica em um lugar intermediário, podendo flutuar de "*insight* bom" a "nenhum *insight*", dependendo do estado clínico, da situação e da resposta ao tratamento. Perguntas úteis para testar o *insight* são estas: "Qual o seu grau de certeza de que tudo isso faz sentido e de que o ganho vale a dor? 100%? 50%? 25%? Não tem convencimento algum? Você pararia de se lavar se pudesse?".

- **Relação com um Transtorno Delirante.** Às vezes, a falta de *insight* é tão profunda, e os pensamentos intrusivos são tão bizarros, que o paciente aborda ou cruza o tênue limite entre obsessão grave e Transtorno Delirante (p. ex., um homem que reza 20 horas todos os dias para se livrar do pensamento obsessivo de que não rezar vai matar seu filho). O TOC delirante requer tratamento medicamentoso, além de terapia cognitivo-comportamental.

- **Relação com o Transtorno da Personalidade Esquizotípica.** Cerca de 5% dos pacientes com TOC sofrem de Transtorno da Personalidade Esquizotípica preexistente. Eles têm grande probabilidade de apresentar "nenhum *insight*" ou uma forma delirante de TOC, além de serem mais difíceis de tratar.

- **Relação com o Transtorno da Personalidade Obsessivo-compulsiva.** TOC e Transtorno da Personalidade Obsessivo-compulsiva compartilham um nome; às vezes, ocorrem ao mesmo tempo, e ambos podem ser diagnosticados se estiverem presentes. Entretanto, eles são fundamentalmente diferentes. A maioria das pessoas com TOC não sofre de Transtorno da Personalidade Obsessivo-compulsiva, e vice-versa.

- **Constrangimento.** Pacientes, especialmente aqueles com bom *insight*, irão conter ou minimizar o alcance e o estranhamento de suas obsessões, particularmente se forem de ordem sexual ("Você é uma puta"), violenta ("Mate seu bebê") ou sacrílega ("Dane-se Deus").

■ 300.7 / F45.22   TRANSTORNO DISMÓRFICO CORPORAL

Pergunta de Rastreamento

"Você se sente à vontade com sua aparência física?"

Protótipo Diagnóstico

Pessoas com Transtorno Dismórfico Corporal têm preocupações desproporcionais quanto a uma falha real ou imaginada em sua aparência (p. ex., "Meu nariz é grande demais", "Meus seios são muito pequenos", "Meu abdome é muito rechonchudo"). Elas podem passar horas intermináveis diante do espelho ou fazer tudo o que for possível para não passar perto de um. O defeito imaginado ou exagerado assume importância cada vez maior e pode governar todas as decisões da vida, causando aumento na constrição das relações sociais e de trabalho. No início, os pacientes desistem de festas e de encontros porque não aguentam imaginar o que os outros devem estar pensando de sua aparência "hedionda". A seguir, abandonam seus empregos, porque não suportam olhares e sorrisos sarcásticos (imaginados) dos colegas. Em um nível extremo, o paciente pode se restringir à própria casa, conseguindo sair apenas depois da meia-noite, disfarçado com um sobretudo, óculos e um chapéu grande para cobrir o rosto.

Diagnóstico Diferencial: Considere as Seguintes Condições

- **Desapontamentos normais com a aparência.** Todo mundo tem.
- **Anorexia Nervosa.** As preocupações da pessoa se restringem a sentir-se exageradamente gorda.
- **Disforia de Gênero.** As preocupações se restringem à sensação de que seu corpo discorda da própria identidade de gênero.
- **Transtorno de Ansiedade Social (Fobia Social).** Evitação de situações sociais não se relaciona tão exclusivamente ao constrangimento com a aparência física.
- **Transtorno Depressivo Maior.** Insatisfação consigo não se restringe a um defeito físico.
- **Transtorno Delirante.** A preocupação com o corpo é bizarra, mantida com intensidade delirante e causa grande comprometimento.

Dicas Diagnósticas

- **Autocomiseração normal.** Não é usual alguém se sentir plenamente satisfeito com a própria aparência; parte da natureza humana é achar algo errado no espelho e desejar que fosse fácil de consertar.
- **Comprometimento clinicamente significativo.** Pode assumir muitas formas: período excessivo verificando o defeito, esforço frenético para escondê-lo, tentativas inúteis de corrigi-lo com cirurgia plástica e/ou evitação de atividades sociais e profissionais necessárias.

- **Tranquilização.** Proporciona pouco (ou nenhum) alívio temporário.
- **Quais falhas?** As pessoas são especialmente conscientes de defeitos (reais ou imaginários) na aparência facial, mas outras partes do corpo podem se tornar o foco, particularmente as relacionadas com características sexuais secundárias.
- **Níveis de *insight*.** Como no TOC, alguns pacientes com Transtorno Dismórfico Corporal têm *insight* bom; alguns,pobre; e outros, nenhum. *Insight* pode ou não protegê-los dos extremos da autocomiseração, mas reduz os riscos de evitação social completa e de cirurgias plásticas desfiguradoras.
- **Relação com delírios somáticos.** Ao longo do tempo, as preocupações podem ficar cada vez mais intensas, fixas e bizarras, podendo levar a consequências desastrosas. O limite entre "nenhum *insight*" e "delírio somático" é tênue e analisado de forma diferente de acordo com cada avaliador.
- **Cirurgia plástica.** A pessoa pode buscar procedimentos cosméticos repetidos, provocando um impacto cumulativamente negativo para sua aparência, o que pode piorar ainda mais a situação, ao fornecer alvos novos e melhores para autoexame crítico, preocupação, tentativas de disfarce, evitação e cirurgias plásticas adicionais.
- **Processos por negligência.** Pessoas com Transtorno Dismórfico Corporal são o pior pesadelo de um cirurgião plástico. Elas raramente conseguem um reparo externo bem-sucedido para dar conta de sua insatisfação interna e quase nunca têm o *insight* necessário para compreender o problema. Em vez disso, culpam o cirurgião por sua falta de habilidade.
- **Constrangimento.** Os pacientes com frequência estão muito acanhados quanto ao seu constrangimento. Informantes ajudam.

■ 300.3/F42   TRANSTORNO DE ACUMULAÇÃO

Pergunta de Rastreamento

"Você acha impossível jogar alguma coisa fora?"

Protótipo Diagnóstico

Uma pessoa com Transtorno de Acumulação não suporta se separar de objeto algum, mesmo aqueles que são completamente imprestáveis. Sua casa é um labirinto atulhado de jornais velhos, caixas de leite, roupas rasgadas, aparelhos quebrados, sua chuteira da 3ª série, três conjuntos da Enciclopédia Mundial, quatro bicicletas quebradas e milhares de fitas VHS, discos de vinil, livros antigos e calendários velhos. Ela não consegue entrar na garagem, e muitos quartos na casa são pequenas cavernas entalhadas em montes de coisas. Seus amigos e vizinhos reclamam que ela criou um perigo para a saúde e a segurança. Ela concorda plenamente, se sentindo muito constrangida, mas fica ansiosa demais quando tenta jogar qualquer coisa fora. Ela tem plena consciência de que continuar acrescentando coisas a sua pilha é uma ideia muito ruim, mas não consegue controlar seus impulsos.

Diagnóstico Diferencial: Considere as Seguintes Condições

- **TOC.** O amontoado resulta de uma obsessão (p. ex., a pessoa não joga sapatos velhos fora por medo de se contaminar ao tocá-los).
- **Transtorno Depressivo Maior.** O amontoado é uma consequência do fato de a pessoa estar lenta ou indiferente.
- **Esquizofrenia.** O amontoado vem de um delírio (p. ex., a pessoa enche a sala com papéis para se proteger de "raios alienígenas" ou como resultado de desorganização geral e de comportamento bizarro).
- **Transtorno Neurocognitivo Grave (Demência).** A pessoa tem mau julgamento e é desorganizada demais para se livrar das coisas.
- **Transtorno do Espectro Autista.** Colecionar é uma manifestação de interesses estereotipados e restritos (p. ex., colecionar horários de partida de ônibus).

Dicas Diagnósticas

- **Comportamento normal de "guardador".** Nem todo acúmulo ou negligência constitui um transtorno mental. A acumulação deve ser grave e estressante, deve causar comprometimento ou constituir um perigo para a saúde.
- *Insight.* As pessoas raramente vão ao médico por acumular. É muito mais provável que o parceiro do paciente tenha chegado ao limite de tolerância, sendo um informante muito melhor quanto à extensão do problema.
- **Constrangimento.** Os pacientes raramente oferecem informações de maneira voluntária sobre esse transtorno, a menos que sejam questionados.
- **Um novo transtorno.** A acumulação costumava ser considerada um aspecto do TOC, mas foi separada porque parece ter mecanismos cerebrais e implicações de tratamento diferentes.

TRANSTORNOS DE TIQUE

307.23 / F95.2	**Transtorno de Tourette**
307.22 / F95.1	**Transtorno de Tique Motor ou Vocal Persistente (Crônico)**
307.21 / F95.0	**Transtorno de Tique Transitório**
333.3 / G25.61	**Transtorno de Tique Induzido por Substância (Indique a Substância)**
333.3 / G25.69	**Transtorno de Tique Devido a Outra Condição Médica (Indique a Condição Médica)**
307.20 / F95.9	**Transtorno de Tique Não Especificado**

Perguntas de Rastreamento

Para um pai: "O seu filho se move ou emite sons sem conseguir se controlar?"
Para um paciente adulto: "Você se move ou emite sons sem conseguir se controlar?"

Protótipo Diagnóstico

A pessoa realiza um movimento ou uma vocalização rápidos, recorrentes e estereotipados, de maneira repentina e aos quais não consegue resistir. Os tiques motores mais comuns são piscar, mexer os ombros ou fazer caretas. Os tiques verbais mais comuns são grunhir e tossir; raramente, são proferidas palavras ou frases obscenas.

Dicas Diagnósticas

- **Codificação.** Os Transtornos de Tique primários diferem apenas na extensão e na duração da apresentação clínica. O fato de eles terem nomes e códigos separados não significa que sejam transtornos separados. É provável que eles só representem variações de curso e gravidade de um transtorno. Provavelmente, seria melhor ter um Transtorno de Tique com diferentes subtipos, mas estamos presos nessa separação artificial.
- **Transtorno de Tourette.** Essa é a forma mais grave, requerendo a ocorrência de tiques motores e verbais simultânea e regularmente, com frequência por um ano ou mais.
- **Transtorno de Tique Motor ou Vocal Persistente Crônico.** O código desse transtorno deve ser usado quando houver transtorno motor ou vocal, mas não ambos.

- **Transtorno de Tique Transitório.** O código para esse transtorno deve ser usado se a duração for menor que um ano.
- **Características.** Apesar de ser impossível resistir aos tiques, a pessoa normalmente pode suprimi-los por um período de tempo, e muitas aprendem a disfarçá-los. A idade de início costuma ser na juventude, quase sempre antes dos 18 anos.
- **Relação com o TOC.** Pessoas com Transtorno de Tourette correm mais risco de apresentar sintomas de TOC, que frequentemente têm início cedo e resposta pior ao tratamento do que no TOC sem complicações. Essa apresentação pode estar relacionada a infecções por *Streptococcus* (ver a seção a seguir sobre sintomas de TOC devidos a doenças médicas).
- **Relação com o Transtorno de Déficit de Atenção/Hiperatividade (TDAH).** Pergunte acerca de hiperatividade, impulsividade e distração, já que esses sintomas são comuns em conjunto com o Transtorno de Tourette. Note, também, qual estímulo pode aumentar a gravidade dos tiques.
- **Retração social.** Pode ocorrer devido a rejeição e constrangimento.

■ 312.39/F63.3 TRANSTORNO DE ARRANCAR O CABELO (TRICOTILOMANIA)

Pergunta de Rastreamento

"Você puxa seu cabelo?"

Protótipo Diagnóstico

A pessoa sente uma necessidade irresistível de arrancar o cabelo, mais comumente do escalpo, das sobrancelhas e dos cílios. Há uma sensação de alívio quando isso é feito, mas acompanhada por ansiedade para disfarçar os resultados. O paciente arranca o cabelo quando está sozinho, entediado ou sob estresse, mas muitos também o fazem furtivamente em público.

Diagnóstico Diferencial: Descarte Estas Condições

- **Causas clínicas da alopecia.**
- **Arrancar o cabelo normalmente.** Arrancar o cabelo pode ser um hábito temporário entre as crianças, ou normal em adultos, se não causar sofrimento ou comprometimento.

- **Outros transtornos mentais.** Por exemplo, arrancar o cabelo pode ser uma resposta a um delírio de Transtorno Psicótico.

Dica Diagnóstica

- **Constrangimento.** As pessoas normalmente se sentem muito constrangidas quanto ao Transtorno de Arrancar o Cabelo. Se você não notar evidências disso, provavelmente não ouvirá a respeito.

■ 292.89 TRANSTORNO OBSESSIVO-COMPULSIVO E TRANSTORNOS RELACIONADOS INDUZIDOS POR SUBSTÂNCIA

Os códigos da CID-10-MC para esse transtorno são complexos. Veja a Conversão para os Códigos da CID-10-MC para ter acesso a alguns deles e consulte a página de Recursos para Códigos para obter orientações sobre os outros. Sintomas de TOC e tiques às vezes ocorrem em pessoas que usam substâncias, especialmente estimulantes ou cocaína.

■ 294.8/F06.8 TRANSTORNO OBSESSIVO-COMPULSIVO E TRANSTORNO RELACIONADO DEVIDO A OUTRA CONDIÇÃO MÉDICA (INDIQUE A CONDIÇÃO MÉDICA)

Duas condições são de especial interesse aqui:

- **Transtornos neuropsiquiátricos pediátricos autoimunes associados a infecções estreptocócicas.** Há início rápido e intenso de sintomas de TOC e/ou tiques causados por uma infecção estreptocócica (faringite estreptocócica ou escarlatina), geralmente em crianças pré-púberes. Avaliação clínica, exames de laboratório, diagnóstico e tratamento antibiótico imediatos são essenciais para reduzir a gravidade dos sintomas resultantes do TOC e dos tiques.
- **Síndrome neuropsiquiátrica pediátrica de início agudo.** Esse é um termo mais amplo que inclui todos os quadros de TOC de início abrupto em crianças, e não apenas aqueles relacionados a infecção estreptocócica.

■ 300.3 / F42 **TRANSTORNO OBSESSIVO-COMPULSIVO E TRANSTORNO RELACIONADO NÃO ESPECIFICADO**

Use esse código quando você tiver determinado que há um problema semelhante aos descritos neste capítulo, mas que não se encaixa o bastante em qualquer um deles, ou quando não houver informações o suficiente para distinguir se uma infecção ou outra doença médica é a causa do transtorno.

CAPÍTULO 7

■ Transtornos Relacionados a Trauma e a Estressores

NESTE CAPÍTULO:

- Transtorno de Estresse Pós-traumático
- CUIDADO: O Guardião do Estressor
- Transtorno de Estresse Agudo
- Transtorno Relacionado a Trauma e a Estressores Não Especificado
- Transtorno de Adaptação

■ 309.81/F43.10 TRANSTORNO DE ESTRESSE PÓS-TRAUMÁTICO

Pergunta de Rastreamento

"Você passou por um acontecimento traumático que continua lhe assombrando com memórias terríveis, *flashbacks* ou pesadelos?"

Protótipo Diagnóstico

O Transtorno de Estresse Pós-traumático (TEPT) aplica-se apenas se alguém sofreu um trauma terrível (p. ex., testemunhar ou ser ameaçado de morte violenta, sofrer lesões graves ou ser estuprado). É uma triste constatação que os estressores mais prováveis de causar TEPT são aqueles infligidos deliberadamente por outros seres humanos (p. ex., combate, estupro, tortura, agressão). Outras catástrofes que se qualificam incluem acidentes, furacões, terremotos, incêndios e alagamentos. Os sintomas mais característicos de

TEPT são memórias diurnas, imagens ou *flashbacks* intrusivos com os detalhes medonhos do acontecido. Pesadelos repetitivos fazem a pessoa reviver a tragédia à noite. Situações que se assemelhem de alguma forma (mesmo remotamente) ao evento são evitadas com cuidado, para que não voltem a gerar o terror e seus sintomas físicos concomitantes. A pessoa pode desconfiar dos outros e perder sua fé no futuro ("Estou amaldiçoada; nada nunca vai ficar bem de novo"). Entorpecida e isolada, ela acha sua vida e seus relacionamentos insignificantes. Apresenta problemas para dormir e se concentrar; fica apreensiva, irritável e se assusta com facilidade. Facilmente zangados, aqueles com TEPT também podem ficar bravos consigo mesmos por terem sobrevivido. A maioria das pessoas com TEPT começa a exibir sintomas pouco depois do evento, mas algumas apresentam uma resposta retardada, iniciando meses ou anos depois, talvez quando confrontadas com uma lembrança do evento terrível ou com uma nova fonte de estresse.

CUIDADO: O Guardião do Estressor

O único requerimento que protege contra o diagnóstico forense inadequado de TEPT é o paciente ter vivenciado contato intenso com um estressor terrível. O DSM-5 reduz consideravelmente o limiar, permitindo o diagnóstico de TEPT em pessoas que não tiveram exposição direta, mas que tenham apenas ouvido sobre um evento traumático ou violento sofrido por um parente ou amigo próximo. Isso pode até fazer sentido clínico, mas inadvertidamente cria um desastre forense: todos os parentes das vítimas agora podem alegar danos com base em um diagnóstico de TEPT.

Eu recomendo que, nos procedimentos forenses, o diagnóstico seja usado apenas quando a pessoa tiver vivenciado experiência direta com o estressor traumático.

Diagnóstico Diferencial: Considere as Seguintes Condições

- **Sintomas do TEPT sem TEPT.** Sintomas típicos de TEPT estão presentes, mas não em um nível suficiente para causar sofrimento ou comprometimento clinicamente significativos.
- **Transtorno de Estresse Agudo.** Os sintomas ficam limitados ao primeiro mês após o estressor.
- **Transtorno de Adaptação.** Como o TEPT, trata-se de uma reação ao estresse, mas ou o estressor não é extremo o bastante, ou a reação sintomática é subliminar.

- **Outro transtorno mental.** A reação ao estressor extremo é um Transtorno Depressivo, um Transtorno de Ansiedade ou um Transtorno Psicótico Breve, e não os sintomas característicos do TEPT.
- **Outras causas de *flashbacks*.** Por exemplo, as distorções perceptivas vêm do uso de substância, de uma lesão encefálica, de um Transtorno Depressivo ou Bipolar ou de um Transtorno Psicótico.
- **Simulação.** É especialmente provável quando o estressor é insignificante e/ou existe ganho financeiro ou de outra ordem devido ao diagnóstico de TEPT.

Dicas Diagnósticas

- **O requerimento de um estressor extremo.** Estressores graves da vida (como perda esperada de um ente querido, divórcio, demissão ou reprovação na escola) não contam.
- **Gravidade do sintoma.** Quase todas as pessoas terão sintomas semelhantes aos do TEPT após serem confrontadas por um estressor extremo. Tais reações são normais e perfeitamente esperadas a eventos terríveis. Para contar como TEPT, os sintomas devem ser graves e persistentes, além de causar sofrimento ou comprometimento clinicamente significativos.
- **Durações.** O Transtorno de Estresse Agudo aplica-se a sintomas que ocorrem durante um período de 3 dias a 1 mês após o estressor. O TEPT Agudo aplica-se ao período entre 1 e 3 meses. O TEPT Crônico aplica-se ao TEPT que ocorre por mais de 3 meses, e o TEPT Com Início Tardio descreve sintomas que têm seu início em mais de 6 meses após a ocorrência do estressor.
- **Importância do TEPT para o Direito.** A presença ou ausência de TEPT costuma ser uma questão central em ações judiciais civis, porque pode ser um grande colaborador para o nível dos danos conferidos às vítimas. O TEPT também é um fator importante em alegações de deficiência (em especial nas Forças Armadas, embora também seja usado frequentemente na vida civil).
- **Problema forense.** O TEPT é um dos diagnósticos psiquiátricos mais difíceis de avaliar em contextos forenses. Os sintomas são completamente subjetivos, fáceis de fingir ou exagerar e comportam ganhos que podem ser enormes. No entanto, algumas pessoas com TEPT negam com convicção sintomas bastante óbvios.

308.3 / F43.0 TRANSTORNO DE ESTRESSE AGUDO

Pergunta de Rastreamento

"Você passou por um acontecimento traumático que continua lhe assombrando com memórias terríveis, *flashbacks* ou pesadelos?"

Protótipo Diagnóstico

O Transtorno de Estresse Agudo é equivalente à apresentação clínica de TEPT em todos os sentidos, exceto por sua duração – menos de um mês. O Transtorno de Estresse Agudo é a forma inicial de TEPT. Ele requer que o indivíduo tenha passado pelos mesmos tipos de estressores extremos e apresentado exatamente os mesmos tipos de sintomas. Não deve ser diagnosticado se a pessoa apresentar sintomas sem sofrimento ou comprometimento clinicamente significativos.

Algumas pessoas com Transtorno de Estresse Agudo recuperam-se dele; outras apresentam sintomas persistentes e clinicamente significativos, passando ao diagnóstico de TEPT.

TRANSTORNO DE ADAPTAÇÃO

309.0 / F43.21 **Transtorno de Adaptação com Humor Deprimido**

309.24 / F43.22 **Transtorno de Adaptação com Ansiedade**

309.28 / F43.23 **Transtorno de Adaptação com Misto de Ansiedade e Depressão**

309.3 / F43.24 **Transtorno de Adaptação com Perturbação da Conduta**

309.4 / F43.25 **Transtorno de Adaptação com Perturbação Mista das Emoções e da Conduta**

309.9 / F43.20 **Transtorno de Adaptação Não Especificado**

Pergunta de Rastreamento

"Você tem problemas para lidar com os estresses em sua vida?"

Protótipo Diagnóstico

Em resposta ao estresse da vida, a pessoa tem sintomas que causam sofrimento ou comprometimento clinicamente significativos, mas não graves o bastante para se enquadrarem em qualquer dos transtornos mentais descritos.

Diagnóstico Diferencial: Considere as Seguintes Condições

- **Uma reação normal ao estresse.** Os sintomas se encontram nos limites esperados e não causam sofrimento ou comprometimento clinicamente significativos. Veja o Capítulo 18 se um código diagnóstico for necessário.
- **Luto.** Não é considerado um transtorno mental.
- **Outro transtorno mental.** Qualquer diagnóstico que for mais específico do que Transtorno de Adaptação tem precedência sobre ele.

Dicas Diagnósticas

- **Transtorno de Adaptação como categoria residual.** Ele não deve ser diagnosticado se a resposta ao estresse se encaixar em um dos diagnósticos mais específicos explicados anteriormente.
- **Transtorno de Adaptação como transtorno mental.** Não é adequado a pessoas que apresentam apenas os sintomas esperados em resposta a um difícil estresse da vida. Não diagnostique como transtorno mental se a pessoa estiver lidando bem com o estresse e não apresentar sofrimento ou comprometimento clinicamente significativos.
- **O requerimento de um estressor externo.** Não se trata de Transtorno de Adaptação se não houver estresse ao qual se adaptar.
- **Instabilidade do diagnóstico.** Na maior parte das vezes, o Transtorno de Adaptação é autolimitado. Às vezes, ele se transforma em um transtorno mental mais específico.
- **Transtorno de Adaptação Crônico.** Pode ocorrer se o estresse for crônico (p. ex., um emprego ou casamento difícil, problemas financeiros constantes) e os sintomas persistirem por muitos meses ou anos em resposta a ele.

■ 309.9 / F43.9   TRANSTORNO RELACIONADO A TRAUMA E A ESTRESSORES NÃO ESPECIFICADO

O diagnóstico de Transtorno Relacionado a Trauma e a Estressores Não Especificado pode ser usado em situações clínicas quando o estressor não é extremo o bastante para se qualificar como TEPT, mas os sintomas clássicos estão presentes, ou quando o estressor é extremo o bastante, mas os critérios de sintomas não são atendidos. Eu alerto que esse não é um diagnóstico confiável e não deve ser levado a sério em procedimentos forenses. Está incluso apenas para sua utilização clínica.

CAPÍTULO 8

Espectro da Esquizofrenia e Outros Transtornos Psicóticos

NESTE CAPÍTULO:

- Esquizofrenia
- Transtorno Esquizofreniforme
- Transtorno Esquizoafetivo
- Transtorno Delirante
- Transtorno Psicótico Compartilhado (*Folie à Deux*)
- Transtorno Psicótico Breve
- Transtorno Psicótico Induzido por Substância
- Transtorno Psicótico Devido a Outra Condição Médica (Indique a Condição Médica)
- Transtorno Catatônico Devido a Outra Condição Médica (Indique a Condição Médica)
- Transtorno Psicótico Não Especificado
- **CUIDADO:** Síndrome de Psicose Atenuada

295.90/F20.9 ESQUIZOFRENIA

Pergunta de Rastreamento

"Você ouve vozes, acredita que as pessoas lhe querem mal ou perde o contato com a realidade?"

Protótipo Diagnóstico

Não há, de fato, um protótipo uniforme para a Esquizofrenia, porque ela se apresenta de forma muito variável e coincide com vários outros transtornos. O padrão de sintomas consiste em uma combinação de "sintomas psicóticos" (p. ex., delírios e alucinações), "desorganização" (p. ex., pensamentos transtornados e comportamento bizarro) e "sintomas negativos" (p. ex., pobreza na vida emocional, na motivação, no pensamento e nos relacionamentos). Nenhum dos vários sintomas que definem a Esquizofrenia é específico dela; eles todos ocorrem em muitos outros transtornos mentais que podem ser confundidos com ela. Ademais, nenhum dos sintomas que definem a Esquizofrenia é patognomônico dela e nem sempre está presente nela. Há alguns pacientes que apresentam o quadro clínico completo, mas a maioria mostra apenas peças variadas.

O início e o curso também são variáveis. A descrição clássica de Emil Kraepelin apresentava início cedo na adolescência, curso crônico ao longo da vida e deterioração frequente. No uso atual, o termo Esquizofrenia pode cobrir início ao longo de toda a vida, tendo um desfecho muito mais favorável em uma minoria considerável dos pacientes.

Então, ficamos diante de um paradoxo diagnóstico: dois pacientes diagnosticados com Esquizofrenia podem ser muito diferentes um do outro, ao passo que um paciente com Esquizofrenia pode ser muito difícil de distinguir de pacientes com os outros transtornos que podem causar psicose (p. ex., Transtornos Bipolar ou Depressivo, Transtornos Relacionados a Substâncias e doenças médicas). Casos clássicos são inconfundíveis. Mas, para os casos mais confusos, reveja o diagnóstico ao conhecer melhor o paciente e adquirir mais informações sobre a evolução longitudinal dos sintomas. O que você procura é a presença de psicose, desorganização e sintomas negativos, assim como a ausência de outras etiologias (p. ex., Transtornos Bipolar ou Depressivo, Transtornos Relacionados a Substâncias e doenças neurológicas).

Diagnóstico Diferencial: Considere as Seguintes Condições

- **Transtorno Esquizoafetivo.** Sintomas de humor são proeminentes na apresentação geral, mas sintomas psicóticos persistem mesmo quando não há episódios de humor.
- **Transtorno Depressivo Maior, Grave, Com Características Psicóticas.** Sintomas psicóticos são restritos a Episódios Depressivos Maiores.
- **Transtorno Bipolar Tipo I, Grave, Com Características Psicóticas.** Sintomas psicóticos são restritos a Episódios Maníacos ou Depressivos Maiores.
- **Transtorno da Personalidade Esquizotípica.** Não há sintomas psicóticos.

- **Transtorno Esquizofreniforme.** Exatamente os mesmos sintomas da Esquizofrenia estão presentes, mas persistem por mais de um mês e por menos de seis meses.
- **Transtorno Psicótico Breve.** Os mesmos sintomas da Esquizofrenia estão presentes, mas eles duram menos de um mês.
- **Transtorno Delirante.** Apenas delírios estão presentes; sem alucinações, desorganização ou sintomas negativos.
- **Transtorno Psicótico Induzido por Substância.** Delírios ou alucinações ocorrem durante Intoxicação por Substância ou Abstinência ou imediatamente após.
- **Transtorno Psicótico Devido a Outra Condição Médica.** Alucinações ou delírios são causados por doença médica que compromete a função cerebral.
- **Transtorno do Espectro Autista.** Não há ilusões ou alucinações proeminentes.
- **Transtorno Psicótico Compartilhado.** As crenças ilusórias são impostas por um parceiro dominante e desaparecem quando eles se separam.
- **Simulação.** Considere se houver algo a ser ganho por "se fingir de louco" (p. ex., evitar responsabilidade criminal).
- **Fanatismo político ou religioso.** A pessoa tem crenças bizarras, mas que são compartilhadas por outros.

Dicas Diagnósticas

- **Problemas na definição de Esquizofrenia.** Como notado anteriormente, não há sintoma patognomônico ou curso uniforme; as apresentações são heterogêneas; e os limites com outros transtornos são confusos.
- **O padrão.** A Esquizofrenia requer uma combinação de sintomas psicóticos, discurso e comportamento desorganizados, sintomas negativos e curso crônico.
- **Definindo psicose.** O termo "psicose" foi usado de muitas maneiras distintas. A definição mais limitada reúne alucinações e delírios sem *insight* ou teste de realidade. Uma definição intermediária constitui qualquer alucinação ou delírio, mesmo que a pessoa tenha desenvolvido algum *insight* ou testado a realidade. Uma definição vaga inclui pensamento desorganizado, emoções e comportamento "psicóticos". A Esquizofrenia foi diagnosticada em excesso no passado (particularmente nos Estados Unidos), quando se dava muita ênfase aos julgamentos subjetivos usando a definição mais vaga.

- **O diagnóstico de delírio.** Todos nos seguramos a crenças falsas, às vezes de maneira teimosa. É difícil desenhar uma linha definitiva que separe "delírios" psicóticos de "ideias supervalorizadas" não psicóticas. O termo "delírios" refere-se apenas às crenças falsas que são idiossincráticas, incríveis, refratárias a argumentos contrários, cegas a contraprovas e mantidas com certeza absoluta, comprometendo gravemente o funcionamento e o contato com a realidade consensual.
- **Delírios *versus* crenças políticas e religiosas.** A distinção entre delírios e fanatismo político/religioso surge como uma questão forense acalorada toda vez que um terrorista pratica um genocídio justificado por uma estranha ideologia de que isso era necessário para o bem maior (p. ex., manter a pureza racial, impedir a tirania da tecnologia, proteger a verdadeira fé, começar o apocalipse, e assim por diante). Os advogados de defesa normalmente tentam pleitear insanidade; o perpetrador considera isso um insulto a si mesmo e à sua causa; e os psiquiatras alinham-se de ambos os lados da questão. Em geral, não há uma resposta certa, mas tenha cuidado ao rotular alguém de delirante se suas crenças (por mais tolas ou repugnantes) forem compartilhadas por um grupo considerável e se ela não apresentar sintomas desorganizados ou negativos. O terrorista costuma ganhar o que prefere – a prisão, em vez de o hospital.
- **Delírios "bizarros" e "não bizarros".** Algumas pessoas sugerem que a presença de delírios bizarros possa ajudar a distinguir Esquizofrenia de Transtornos Bipolar ou Depressivo psicóticos e de Transtorno Delirante. Há dois problemas com essa afirmação. Primeiro, a distinção entre delírios "bizarros" e "não bizarros" está nos olhos de quem vê, tornando-a questionável. Segundo, delírios bizarros ocorrem mais frequentemente na Esquizofrenia, mas não são específicos dela; eles também podem se dar ocasionalmente como parte dos outros transtornos discutidos neste capítulo, nos Transtornos Bipolar ou Depressivo e na Intoxicação por Substância ou doença médica.
- **Diagnosticando alucinações.** Nem todas as experiências perceptivas estranhas são psicóticas. Muitas pessoas têm ilusões – percepções equivocadas de estímulos sensoriais reais que vêm do mundo (p. ex., inúmeras pessoas estão convencidas de que viram naves alienígenas em luzes brilhantes no céu à noite). As ilusões não indicam psicose e acontecem com pessoas normais o tempo todo. Por definição, as alucinações são geradas internamente no cérebro na ausência de qualquer estímulo sensorial proveniente da realidade externa. Estudos mostram que são surpreendentemente comuns; cerca de 10% da população em geral admite ter algumas de vez em quando. Para serem consideradas psicóticas, elas devem ocorrer sem *insight*, pelo menos durante parte da doença. Algumas pessoas

podem aplicar testes de realidade às suas alucinações (p. ex., elas sabem que estão tendo uma experiência gerada internamente). Alucinações auditivas são mais características da Esquizofrenia, especialmente vozes que parecem vir do exterior e conversar entre si. Contudo, mesmo isso não é específico da Esquizofrenia e pode ocorrer em outras formas de psicose. Outros tipos de alucinação (visual, tátil, gustativa, olfativa) podem ocorrer na Esquizofrenia, mas são muito mais específicos ao uso de substâncias ou a um problema neurológico. Alucinações somáticas também podem ocorrer, mas são difíceis de distinguir de sensações corporais reais, a menos que sejam bizarras (p. ex., "Posso sentir raios cósmicos queimando as células do meu fígado"). Sempre faça perguntas sobre "alucinações de comando" que mandam a pessoa fazer algo terrível, frequentemente de maneira peremptória, autoritária, crível e de difícil resistência. Elas podem levar a comportamentos perigosos ou agressivos se a pessoa não tiver *insight* e sentir que precisa obedecer à voz.

- **Diagnóstico do discurso desorganizado (também conhecido como "afrouxamento das associações").** Se formos sujeitos a observação microscópica, todos exibiremos falhas lógicas no nosso discurso e pensamento. Para que isso conte para um diagnóstico de Esquizofrenia, o discurso (e o pensamento por trás dele) deve ser óbvia e profundamente desorganizado, descarrilado e quase incoerente (pelo menos, às vezes). Muito do excesso de diagnóstico anterior da Esquizofrenia vinha do exagero da significância clínica de pequenos e comuns saltos de lógica. Não deve ser necessário um especialista para julgar o discurso desorganizado. Se os problemas de raciocínio não forem tão óbvios a ponto de todos poderem notá-los, eles provavelmente não devem contar. A propósito, esse é o único sintoma da Esquizofrenia que não pode ser fingido de maneira convincente; sua presença é uma forma de descartar a Simulação.
- **Comportamento desorganizado.** Esse diagnóstico é difícil, porque muitas pessoas excêntricas e que se comportam de maneira estranha não têm Esquizofrenia. O comportamento precisa ser tão bizarro e desorganizado a ponto de ser impossível não notar.
- **Diagnosticando sintomas negativos.** Apesar de serem muito menos drásticos que os sintomas psicóticos ou desorganizados, os sintomas negativos são um contribuinte importante para o comprometimento da Esquizofrenia. Infelizmente, sintomas negativos são muito difíceis de diagnosticar com precisão. Eles estão em um *continuum* de normalidade, assemelham-se à depressão, podem ser atribuídos aos efeitos colaterais de medicamentos e podem resultar da desmoralização pelos efeitos dos sintomas positivos. A Esquizofrenia foi excessivamente diagnosticada por médicos muito propensos a diagnosticar sintomas negativos sem considerar outras causas possíveis.

- **Sintomas *versus* curso.** Há um debate histórico sobre se a Esquizofrenia é mais bem definida pelo seu padrão transversal de sintomas (a la Bleuler ou Schneider) ou pelo seu curso deteriorativo (a la Kraepelin). Nenhuma abordagem é, por si só, satisfatória. O padrão transversal de sintomas é relativamente não específico e compartilhado por vários outros transtornos, e o curso não é nem específico, nem tão uniformemente melancólico, como já foi considerado. Precisamos aceitar que a Esquizofrenia é necessariamente um conceito heterogêneo mais bem definido por exigir uma combinação de sintomas característicos e um curso crônico (embora não necessariamente deteriorativo). Deve-se notar, contudo, que a abordagem transversal bleuleriana tem probabilidade particularmente maior de causar excessos diagnósticos.
- **Primeiros episódios.** Os primeiros episódios apresentam um desafio diagnóstico de grande importância clínica. É fundamental identificar e tratar a Esquizofrenia desde cedo para minimizar o fardo da doença ao longo da vida. Todavia, também é difícil obter precisão no diagnóstico inicial com o curto registro do paciente, particularmente se ele também usar drogas. Esteja sempre preparado para revisitar impressões diagnósticas iniciais ao aprender mais sobre os sintomas do paciente e obter mais informações sobre o curso.

■ 295.40 / F20.81 **TRANSTORNO ESQUIZOFRENIFORME**

Pergunta de Rastreamento

"Você ouve vozes, acredita que as pessoas lhe querem mal ou perde contato com a realidade?"

Protótipo Diagnóstico

O Transtorno Esquizofreniforme e a Esquizofrenia são exatamente os mesmos em apresentação, diferindo apenas na duração: Transtorno Esquizofreniforme deve durar mais de um mês, mas menos de seis, e a Esquizofrenia deve perdurar por mais de seis meses. Há apenas um motivo para a criação dessa distinção artificial e arbitrária: pacientes que conseguem se recuperar mais rápido têm prognóstico melhor. Além da curta duração, outros indicadores de prognóstico positivo incluem personalidade pré-mórbida normal; ausência de episódios prévios; início agudo; presença de estressores; possível envolvimento com drogas; ausência de pensamentos transtornados, comportamento bizarro ou sintomas negativos; e presença de sintomas de humor. O diagnóstico diferencial é o mesmo que o da Esquizofrenia (veja anteriormente).

■ TRANSTORNO ESQUIZOAFETIVO

295.70/F25.0 **Tipo Bipolar**
295.70/F25.1 **Tipo Depressivo**

Pergunta de Rastreamento

"Você ouve vozes, acredita que as pessoas lhe querem mal ou perde contato com a realidade? Você tem variações de humor?"

Protótipo Diagnóstico

O Transtorno Esquizoafetivo é fornecido como um diagnóstico limite para pacientes que não se enquadram bem na Esquizofrenia ou em um Transtorno do Humor e apresentam características dos dois. Não há limite claro entre esses transtornos. Muitos pacientes apresentam características de ambos, e estudos genéticos revelam grande sobreposição. Como no Transtorno Depressivo Maior ou no Transtorno Bipolar Tipo I, Grave, Com Características Psicóticas, há episódios de mania e/ou depressão acompanhados de delírios e alucinações. Como na Esquizofrenia, há episódios de delírios e/ou alucinações que ocorrem na ausência de episódios de humor. Os sintomas de humor devem ser uma parte proeminente do transtorno. O diagnóstico diferencial é o mesmo que o da Esquizofrenia (veja anteriormente).

■ 297.1/F22   TRANSTORNO DELIRANTE

Pergunta de Rastreamento

"As pessoas dizem que você tem ideias muito estranhas?"

Protótipo Diagnóstico

O paciente tem delírios persistentes, mas não apresenta outros sintomas desorganizados e negativos característicos da Esquizofrenia. Não há alucinações, estranhezas do discurso, comportamento bizarro, dureza emocional, perda de motivação, nem deterioração em áreas da vida não relacionadas ao delírio. De fato, a pessoa pode parecer completamente normal, charmosa e inteligente, contanto que nada que faça parte do delírio seja tópico de conversa. Então, algo o ativa, e o paciente expressa crenças assustadoramente estranhas que tomam uma falsa premissa e conduzem a uma conclusão sem lógica. A crença ilusória é fixa, falsa e resistente, tanto a argumentos racionais quanto a evidências contraditórias convincentes. Entretanto, a psicose pode ser contida com firmeza, permitindo funcionamento diário surpreendentemente bom em outras esferas da vida. Entre os pacientes delirantes de que tratei, havia médicos, advogados e professores que pareciam nitidamente psicóticos ao discutir seus delírios, mas que, ainda assim, eram capazes de realizar seu trabalho.

As pessoas tendem a se especializar em um ou outro conteúdo delirante, mas variações podem ocorrer.

Delírios paranoides tecem diversos sinais e ameaças ocultos para encontrar evidências de conspirações e perseguições. A pessoa se sente alvo de humilhação, perigo ou ataque; acredita ser observada, seguida e controlada por uma oposição maligna; e fica em constante vigilância contra traição, fraude ou discriminação.

Delírios de ciúme às vezes se combinam com delírios de perseguição, às vezes, ocorrem de forma independente. Cada palavra, olhar, gesto, peça de roupa, encontro casual ou *e-mail* é mal-interpretado e encarado como prova positiva da infidelidade do parceiro. A pessoa se tortura e reclama constantemente do parceiro, com incansáveis exigências de uma confissão completa ou de evidências convincentes de fidelidade; ou ambas. Protestos repetidos de inocência do parceiro são inúteis, sendo distorcidos de modo a proporcionar ainda mais confirmação de culpa.

Delírios somáticos envolvem a crença de que uma ou outra parte do corpo está debilitada (de forma especial e irreal) ou de que a pessoa sofre de uma doença indeterminada, normalmente fatal. O limite entre delírios somáticos e preocupações hipocondríacas intensas é difícil de distinguir.

Delírios erotomaníacos têm origem romântica, mas resultados frustrantes. A pessoa acredita que alguém se apaixonou por ela, mas que essa pessoa tem medo ou não consegue se declarar. Ela enxerga sinais escondidos do seu amor secreto por toda parte e se recusa a aceitar qualquer evidência do contrário, mesmo negações diretas da própria pessoa. O que começa como algo positivo pode se transformar em sentimentos negativos e amargos, com intenso desapontamento e frustração quando o pretendido não cumpre as promessas imaginadas.

Delírios de grandeza são menos comuns hoje do que no passado. Não vemos mais Napoleões, Cristos ou pessoas se declarando o novo Messias (exceto peregrinos enlouquecidos pela inebriante experiência de ir a Jerusalém).

Diagnóstico Diferencial: Considere as Seguintes Condições

- **Transtorno Obsessivo-compulsivo (TOC) e Transtorno Dismórfico Corporal.** Em suas formas graves, ambos os transtornos podem ser associados com delírios. Veja o Capítulo 6.
- **Esquizofrenia.** A pessoa tem delírios, além de alucinações, pensamentos transtornados, sintomas negativos e/ou comportamento bizarro.

Do contrário, siga o mesmo diagnóstico diferencial da Esquizofrenia (veja anteriormente).

Dicas Diagnósticas

- **Limite dos delírios.** Como já foi mencionado na discussão sobre Esquizofrenia, não existe um limite claro demarcando o ilusório do insano. Sistemas de crença estranhos são endêmicos entre fanáticos políticos e religiosos, entusiastas por OVNIs, cultistas, terroristas e apresentadores de *talk show* em estações de rádio. Um indivíduo não é considerado psicótico a menos que esteja sozinho em suas crenças idiossincráticas. Não é a incorreção da crença que define a ilusão, mas o fato de ser mantida diante de invalidação universal consensual. É claro, essa distinção é difícil de aplicar, podendo levar a paradoxos bastante estranhos. Galileu poderia ter se enquadrado nessa definição de "delirante", dado o estado consensual do conhecimento científico do século XVII. E Jim Jones talvez não fosse considerado delirante, dado que seu culto em Jonestown proporcionava validação consensual às suas crenças excêntricas e perigosas.* Use seu melhor julgamento clínico para navegar nesse labirinto de definições.
- **Grau de certeza.** É útil avaliar a certeza e a fixação com que as crenças são mantidas. "Você tem 100% de certeza, 90%, talvez 80%? O que o

---

* N. de T.: James Warren Jones foi o fundador e líder do Peoples Temple (Templo dos Povos), uma seita nos Estados Unidos, e mentor do suicídio em massa da comunidade de Jonestown, na Guiana, em 18 de novembro de 1978, resultando em 918 mortes, a maioria por envenenamento.

deixa tão seguro? Que evidência ou experimento provaria que você está certo? O que poderia provar que está errado?" Não costuma ser uma boa ideia entrar em um confronto com o paciente acerca da realidade ou idiossincrasia de uma crença ilusória, mas é importante determinar o grau em que há pelo menos algum *insight*.

- **Delírios "bizarros"**. Não está claro se a distinção bizarro/não bizarro é confiável ou se tem validade preditiva. Algumas ideias delirantes (p. ex., as somáticas, as de ciúme) são inerentemente mais plausíveis do que outras. Considere, por exemplo: "Eu sei que tenho câncer independentemente dos resultados" *versus* "As minhas ações são controladas por um *microchip* implantado no meu cérebro por alienígenas antes de eu ter nascido". Entretanto, no limite, o "plausível" de uma pessoa é o "bizarro" para outra.
- **Alucinações**. Costumam estar ausentes no Transtorno Delirante, mas há uma exceção: algumas pessoas podem estar delirantemente preocupadas em desagradar os outros, tendo alucinações olfativas de que cheiram mal.
- **Responsabilidade criminal**. O limite entre Transtorno Delirante e ideologia é particularmente difícil de determinar em questões forenses. Por exemplo, o Unabomber* sofria de Transtorno Delirante ou estava realizando uma afirmação política? Ele deveria ser confinado à prisão ou a um hospital psiquiátrico?

■ 297.3/F24 TRANSTORNO PSICÓTICO COMPARTILHADO (*FOLIE À DEUX*)

Nota aos leitores: O DSM-5 eliminou esse diagnóstico sem razão aparente. Ocasionalmente, ocorrem tais casos, e o diagnóstico tem significância evidente para o tratamento.

Pergunta de Rastreamento

"Você compartilha crenças com um ente querido que outros acham estranhas?"

---

* N. de T.: Theodore John Kaczynski, conhecido como Unabomber, foi um matemático norte-americano, escritor, ativista político e terrorista. Foi condenado a prisão perpétua por promover uma série de atentados a bomba, matando 3 pessoas e ferindo outras 23.

Protótipo Diagnóstico

Uma pessoa dominante força sua ilusão em uma pessoa submissa que, de outro modo, não seria psicótica. Isso provavelmente ocorre muito mais em filmes do que na vida real, mas eu vi quatro casos pessoalmente ao longo dos anos, e, de tempos em tempos, um caso claro de *"folie* a culto" chega às manchetes. Podemos dizer que Hitler criou uma *"folie* a país".

O problema começa com um indivíduo carismático e convincente que consegue vender sua ilusão – normalmente uma ou outra versão de "Nós contra o mundo". Na prática clínica, a dupla costuma ser mãe-filha ou marido-esposa; o psicótico é extremamente enérgico e dominante, e o parceiro ingênuo é fraco, sugestionável e submisso. Realizar consultas separadas pode mostrar que ambos têm graus de certeza bastante distintos em relação à crença. Separá-los e questioná-los pode resultar na dissolução do que provavelmente não era um verdadeiro delírio do parceiro passivo.

Dica Diagnóstica

- Como notado anteriormente, o DSM-5 abandonou essa categoria; ela foi encaixada no Transtorno Delirante. Apesar de o Transtorno Psicótico Compartilhado ser raro, às vezes é visto na prática clínica e precisa ser diferenciado de ilusões simples que não surgem como parte de um relacionamento com um indivíduo psicótico dominante. Então, quando for adequado, sinta-se à vontade para fazer esse diagnóstico e usar o código oficial da CID-9-MC para ele.

■ 298.8 / F23   TRANSTORNO PSICÓTICO BREVE

Pergunta de Rastreamento

"Você teve experiências estranhas recentemente?"

Protótipo Diagnóstico

Uma pessoa funcionava bem até encontrar um estresse e surta por um curto período – normalmente menos de uma semana; às vezes, até um mês –, voltando, depois, ao seu nível anterior de funcionamento. Precipitantes ambientais comuns incluem sair de casa para cursar a faculdade, viajar para outro país, começar ou terminar um relacionamento amoroso, ir para a cadeia, prestar serviço militar ou ser vítima de um episódio traumático. O paciente pode ter delírios ou alucinações (ou ambos), sentir-se perdido ou confuso e pode ficar extremamente agitado ou impulsivo.

Diagnóstico Diferencial: Considere as Seguintes Condições

- **Esquizofrenia.** Os sintomas são os mesmos, mas a duração é maior do que seis meses.
- **Transtorno Esquizofreniforme.** Os sintomas são os mesmos, mas a duração é maior – entre 1 e 6 meses.
- *Delirium.* Analise o nível de consciência, a orientação e o funcionamento cognitivo da pessoa.
- **Simulação.** A pessoa pode obter algum ganho ou alívio de responsabilidade.

Veja o diagnóstico diferencial da Esquizofrenia (anteriormente) para resultados adicionais.

Dicas Diagnósticas

- **Frequência.** O Transtorno Psicótico Breve é considerado raro, mas isso se deve provavelmente ao baixo número de relatos.
- **Diagnósticos diferenciais.** Sempre pense primeiro em uso de substância entre os jovens; em doença médica ou efeitos colaterais de medicamentos nos idosos; e em Transtornos Bipolar ou Depressivo em qualquer idade. Faça um exame para detectar a presença de drogas e verifique todos os medicamentos.
- **Gravidade.** Só porque é curto não quer dizer que o Transtorno Psicótico Breve seja leve ou sem riscos. Um paciente não habituado à psicose pode ter um julgamento terrível e ficar particularmente agitado e impulsivo. Hospitalização breve costuma ser necessária.
- **Lesão traumática ou início pós-parto.** Pense em causas clínicas subjacentes antes de presumir que o Transtorno Psicótico Breve seja o resultado de estresse psicológico.
- **Cultura.** Episódios breves de comportamento evidentemente anormal ocorrem sob diferentes nomes e com manifestações distintas em muitas culturas ao redor do mundo. Não está claro se é melhor enquadrá-los como Transtorno Psicótico Breve ou como uma liberação culturalmente sancionada de sentimentos proibidos ou tensões sociais.

- **Simulação.** Considere se os sintomas estão exagerados e se ser psicótico irá aliviar responsabilidades legais ou de outra ordem ou remover a pessoa de uma situação temida.

■ TRANSTORNO PSICÓTICO INDUZIDO POR SUBSTÂNCIA

291.9   Se Induzido por Álcool
292.9   Se Induzido por Qualquer Outra Substância (Indique a Substância)

Os códigos da CID-10-MC para Transtorno Psicótico Induzido por Substância são extremamente complexos. Veja a Conversão para os Códigos da CID-10-MC para ter acesso a uma seleção deles e consulte a página de Recursos para Códigos para obter orientações sobre os outros.

Pergunta de Rastreamento

"Você tem experiências estranhas quando fica sob a influência de drogas ou álcool?"

Protótipo Diagnóstico

Sempre que vir um jovem com sintomas psicóticos, seu primeiro reflexo deve ser considerar o papel das substâncias, especialmente se os principais sintomas forem alucinações. Como o mais provável é que o paciente seja um informante relutante, exames de laboratório que possam revelar a presença de substâncias psicoativas são altamente recomendados. Sintomas psicóticos transitórios ocorrem como parte rotineira de intoxicação com muitas drogas e menos frequentemente com a abstinência. Não há necessidade de usar esse diagnóstico se os sintomas não excederem o que se espera daquela droga e não necessitarem de tratamento separado. Muitos medicamentos e toxinas podem causar sintomas psicóticos e devem ser considerados no diagnóstico diferencial.

Diagnóstico Diferencial: Considere a Seguinte Condição

- *Delirium* **Induzido por Substância.** A pessoa também apresenta consciência enevoada, confusão e desorientação.

TRANSTORNO PSICÓTICO DEVIDO A OUTRA CONDIÇÃO MÉDICA (INDIQUE A CONDIÇÃO MÉDICA)

293.81 / F06.2 **Com Delírios**
293.82 / F06.0 **Com Alucinações**

Pergunta de Rastreamento

"Você já teve experiências estranhas quando esteve doente?"

Protótipo Diagnóstico

Este diagnóstico deveria ser a primeira escolha para pessoas que apresentarem início tardio de sintomas psicóticos, especialmente alucinações. Faça uma pesquisa médica e neurológica completa para descobrir possíveis fatores etiológicos. O Transtorno Psicótico Devido a Outra Condição Médica pode ser diferenciado do *Delirium* Devido a Outra Condição Médica pela ausência de consciência enevoada, confusão e desorientação.

293.89 / F06.1 TRANSTORNO CATATÔNICO DEVIDO A OUTRA CONDIÇÃO MÉDICA (INDIQUE A CONDIÇÃO MÉDICA)

Protótipo Diagnóstico

O termo "catatonia" descreve um comportamento motor bizarro. O sintoma mais clássico é de "flexibilidade cérea" – assumir e manter posturas incomuns e desconfortáveis por períodos incrivelmente longos de tempo. Às vezes, o paciente assume uma posição nova, moldada pelo avaliador, mantendo-a, ou pode haver extremo negativismo e recusa a mover-se adequadamente. Os pacientes também podem permanecer imóveis e mudos, novamente por períodos estendidos; isso é às vezes associado com a crença delirante de que qualquer movimento ou palavra possa ter consequências catastróficas. Raramente, há a cópia involuntária dos movimentos dos outros ou repetição de suas palavras. Raramente, pode haver agitação psicomotora catatônica – movimentos aleatórios, despropositados e descuidados que podem prejudicar a própria pessoa, os outros ou resultar em exaustão.

Diagnóstico Diferencial: Considere as Seguintes Condições

- **Transtorno Bipolar Tipo I.** A pessoa está passando por um Episódio Maníaco.
- **Transtorno do Movimento Induzido por Medicamento.**
- **Esquizofrenia** (ou qualquer outro Transtorno Psicótico discutido neste capítulo).

Dicas Diagnósticas

- **Prevalência decrescente.** Por motivos que não são claros, a catatonia é atualmente menos frequente em pacientes psiquiátricos do que em períodos anteriores.
- **Transtorno Bipolar Tipo I em pacientes jovens.** Como costumava haver um Tipo Catatônico de Esquizofrenia, muitas pessoas associam os dois sem perceber que a catatonia em pacientes mais jovens é encontrada mais frequentemente como um sintoma de mania.
- **Doença médica ou efeitos colaterais de medicamentos.** Considere doenças médicas subjacentes (especialmente neurológicas) ou efeitos colaterais de medicamentos sempre que houver uma primeira manifestação em pacientes idosos.

■ 298.9 / F29 TRANSTORNO PSICÓTICO NÃO ESPECIFICADO

Use o código Não Especificado quando você tiver determinado que há um Transtorno Psicótico, mas não tiver informações o bastante para distinguir qual se encaixa melhor. Frequentemente, é necessário tempo e várias consultas para determinar o possível impacto da substância ou da doença. Essa categoria também seria usada para apresentações de psicose que não se assemelhem a qualquer das categorias descritas anteriormente.

CUIDADO: Síndrome de Psicose Atenuada

A Síndrome de Psicose Atenuada está listada na Seção 3 do DSM-5 como um diagnóstico proposto que requer pesquisas mais aprofundadas. Por diversos motivos, recomendo que não seja considerado ou que seja codificado sob Transtorno Psicótico Não Especificado:

1. A frequência de falso-positivo para esse diagnóstico proposto é inaceitavelmente alta; 65% entre médicos especialistas e mais de 90% na prática em geral.
2. Esses indivíduos não apresentam sintomas psicóticos, tornando inadequado incluí-los em uma seção do DSM reservada à psicose.
3. Não há tratamento de efetividade comprovada, tornando esse diagnóstico irrelevante.
4. Usar o diagnóstico arrisca a possibilidade de ele ser tratado inadequadamente com medicamentos antipsicóticos que podem causar efeitos colaterais extremamente prejudiciais.
5. O diagnóstico é estigmatizante, normalmente impreciso e pode causar preocupações desnecessárias e reduzir expectativas.
6. Não há dados suficientes sobre a maneira adequada de definir a Síndrome de Psicose Atenuada. Trata-se de um diagnóstico adequado puramente à pesquisa, e não à prática clínica.

CAPÍTULO 9

Transtornos Relacionados a Substâncias e Comportamentos Aditivos

NESTE CAPÍTULO:

- **CUIDADO:** Abuso de Substância e Dependência de Substância
- Dependência de Substância
- Abuso de Substância
- Intoxicação por Substância
- Abstinência de Substância
- Transtornos Mentais Induzidos por Substância
- **CUIDADO:** Transtorno do Jogo e Outros Comportamentos Aditivos

---

CUIDADO:
Abuso de Substância e
Dependência de Substância

O DSM-5 combinou categorias separadas anteriormente, de Abuso de Substância e Dependência de Substância, em uma só: Transtorno por Uso de Substância. Pessoas com Abuso de Substância no DSM-IV foram, portanto, reclassificadas de modo a serem incluídas na mesma categoria das pessoas que podem estar numa fase adiantada de dependência.

O DSM-5 extraiu sua lógica para a combinação de Dependência de Substância e Abuso de Substância de uma análise estatística que sugeria que não há grande divisão entre elas. Esse é um argumento não convincente, mesmo com base em pesquisas, e não faz sentido algum, conceitual ou clinicamente. Nenhum dos transtornos mentais do DSM-5 tem um limite claro com seu vizinho mais próximo. Nós separamos os transtornos sempre que isso puder guardar informações úteis, que seriam perdidas se fossem agrupadas. Não há benefício evidente em juntar a Dependência de Substância e o Abuso de Substância, havendo, isto sim, três desvantagens consideráveis:

1. **Estigma.** É injusto e danoso classificar alguém como "adito" se seus problemas com substâncias são intermitentes, temporários ou frequentemente influenciados por fatores contextuais e de desenvolvimento. Vejamos o exemplo de um universitário que faz parte de um grupo de colegas que bebe em excesso – ele bebe muito aos fins de semana, envolve-se em uma briga e é preso por dirigir alcoolizado. Ele obviamente já está em grandes apuros (e flertando com algo muito pior) e precisa de ajuda imediata. Contudo, o que se ganha chamando-o de "adito" e possivelmente pondo em risco suas oportunidades futuras, possibilidades de emprego, de moradia, de seguro e de estado legal? A maioria das pessoas com Abuso de Substância, conforme definido no DSM-IV, está passando por uma fase e nunca fica "adita", no sentido da palavra. O termo "adição" nunca foi (em toda a sua história de uso frequentemente vago) usado com tamanha imprecisão.

2. **Informações perdidas.** Combinar Abuso e Dependência de Substância resulta na perda de muitas informações valiosas de distinção. Existe um mundo de diferença em comportamento, necessidades de tratamento e prognóstico entre alguém com Dependência de Substância bem estabelecida e alguém com um problema de Abuso de Substância novo e possivelmente temporário. A classificação "Dependência de Substância" indica ao médico que a retração pode ativar grave abstinência física ou psicológica, necessitando de uma resposta médica e de reabilitação de grande intensidade. A intervenção para Abuso de Substância será dirigida mais às consequências prejudiciais do excesso, a formas de evitá-lo e à substituição de outras atividades recreativas menos perigosas. Existe também diferença considerável no prognóstico. Enquanto alguns passam de uma história inicial de Abuso de Substância para Dependência de Substância, a maioria não o faz, tendo probabilidade muito maior de apresentar remissão precoce e permanente.

3. **Mensagem errada.** A mensagem ao universitário do exemplo é que ele já está entre os "aditos", com estas infelizes condições: a substância já ganhou um papel central em sua vida; será terrivelmente difícil sair dela devido à dependência psicológica e/ou física e aos dolorosos sintomas da abstinência; tudo isso acaba sendo biológico, destinado em seus genes e além do seu controle ou de sua capacidade de mudar; e ele tem responsabilidade pessoal reduzida pelo uso da substância e por suas consequências. Ser "adito" pode se tornar uma profecia autorrealizável e uma grande desculpa para não lidar com as responsabilidades para consigo, com a família, a escola e o sistema legal.

Por todos esses motivos, eu recomendo continuar com a distinção aprovada pela CID entre Dependência de Substância e Abuso de Substância, usando os diferentes códigos da CID-9-MC e da CID-10-MC fornecidos para eles.

DEPENDÊNCIA DE SUBSTÂNCIA

303.90/F10.20 **Dependência de Álcool**
304.40/F15.20 **Dependência de Anfetamina**
304.30/F12.20 **Dependência de *Cannabis***
304.20/F14.20 **Dependência de Cocaína**
304.50/F16.20 **Dependência de Alucinógenos**
304.60/F18.20 **Dependência de Inalantes**
304.00/F11.20 **Dependência de Opioides**
304.60/F16.20 **Dependência de Fenciclidina**
304.10/F13.20 **Dependência de Sedativos, Hipnóticos ou Ansiolíticos**
305.1/F17.200 **Dependência de Tabaco**
304.80/F19.20 **Dependência de Várias Substâncias**
304.90/F19.20 **Dependência de Outra Substância (ou Substância Desconhecida) (Indique a Substância, se for Conhecida)**

Pergunta de Rastreamento

"Alguém já sugeriu que você tenha um problema com álcool ou drogas?"

Protótipo Diagnóstico

Tolerância, abstinência e uso compulsivo são os três indicadores da Dependência de Substância. A pessoa precisa da substância cada vez mais para obter o mesmo efeito ("tolerância"), e tentar parar gera dolorosos sintomas físicos e psicológicos ("abstinência").

Em vez de desfrutar da droga, ela agora necessita dela. Ela não controla mais a substância; é a substância que a controla, e ela se sente compelida a usá-la, mesmo que isso esteja arruinando sua vida ("uso compulsivo"). Ela pode querer parar desesperadamente, mas não consegue; um forte desejo continua trazendo-a de volta e querendo mais.

Diagnóstico Diferencial: Considere as Seguintes Condições

- **Uso recreativo.** Mesmo o uso, numa quantia considerável, de substâncias que não cause sofrimento ou comprometimento clinicamente significativos.
- **Abuso de substância.** A pessoa se envolve em problemas significativos devido ao uso de substâncias, mas não há tolerância, abstinência ou padrão de uso compulsivo.

Dicas Diagnósticas

- **Informantes.** Pessoas com Dependência de Substância são maus avaliadores (e piores relatores) do próprio grau de uso da substância e da gravidade de seu impacto em suas vidas. Sempre converse com informantes externos para traçar um quadro mais completo e preciso.
- **Exames de laboratório.** Costumam ser muito esclarecedores. Não posso contar quantas vezes fui enganado pelos relatos mais sinceros de abstinência.
- **Padrões.** Algumas drogas causam dependência psicológica e uso compulsivo (p. ex., álcool, cocaína, estimulantes, opioides e sedativos). Outras causam apenas uso compulsivo (p. ex., *Cannabis*, alucinógenos, inalantes, fenciclidina).
- **Uso compulsivo.** Fica evidenciado pelo fato de a pessoa centrar sua vida em torno do uso da substância e também por não conseguir parar apesar de fortes motivações de saúde, familiares ou de trabalho.
- **Uso recreativo.** Como indicado anteriormente, não conta como transtorno mental, a menos que haja sofrimento ou comprometimento clinicamente significativos.
- **Uso recreativo *versus* uso compulsivo.** Essa difícil distinção depende de julgar se o uso que a pessoa faz da substância é compreensível, dada a proporção entre prazer-custo. As consequências prejudiciais se sobrepõem às prazerosas? O julgamento é influenciado por variadas interpretações individuais, familiares, culturais e clínicas sobre o que é diversão recreativa e o que ultrapassa o limiar do sofrimento ou comprometimento clinicamente significativos.
- **Cafeína.** Uso compulsivo de cafeína é tão comum – e inofensivo, para a maioria das pessoas – que é quase normativo, e não se considera um vício.
- **Remissão sob condições especiais.** É útil usar os especificadores do DSM-IV para fatores externos que podem exercer um papel necessário na manutenção da remissão – mais comumente "Em Terapia Agonista" (p. ex., metadona) ou "Em Um Ambiente Controlado" (p. ex., prisão).
- **Fatores culturais.** As culturas apresentam grande variação em suas atitudes em relação à bebida (no Mediterrâneo, enxerga-se beber vinho como um estilo de vida, enquanto, no Islã, isso é proibido, como um caminho para o pecado). Um francês que ame vinho pode estar, em termos fisiológicos, já preso ao álcool, mas não se qualifica para um diagnóstico de Dependência de Substância porque não apresenta sofrimento ou comprometimento clinicamente significativos.
- **Dependência de Substância como uma parte essencial de cada avaliação.** A Dependência de Substância é um fator oculto frequente na apre-

sentação de praticamente todos os transtornos psiquiátricos. Em geral você não vai descobrir essa informação a menos que pergunte, e mesmo assim ela não costuma ser divulgada, sobretudo durante o período inicial da avaliação. Pense no possível papel do uso de substâncias e da Dependência de Substância em todo paciente que receber.

■ ABUSO DE SUBSTÂNCIA

305.00/F10.10 **Abuso de Álcool**
305.70/F15.10 **Abuso de Anfetamina**
305.20/F12.10 **Abuso de *Cannabis***
305.60/F14.10 **Abuso de Cocaína**
305.30/F16.10 **Abuso de Alucinógenos**
305.90/F18.10 **Abuso de Inalantes**
305.50/F11.10 **Abuso de Opioides**
305.90/F16.10 **Abuso de Fenciclidina**
305.40/F13.10 **Abuso de Sedativos, Hipnóticos ou Ansiolíticos**
305.90 /F19.10 **Abuso de Outra Substância (ou Substância Desconhecida) (Indique a Substância, se for Conhecida)**

Pergunta de Rastreamento

"Você se envolveu em apuros devido ao álcool ou a outras drogas?"

Protótipo Diagnóstico

O Abuso de Substância é definido por graves consequências adversas que ocorrem na ausência da tolerância, da abstinência e do uso compulsivo. A típica pessoa com Abuso de Substância se envolve em problemas recorrentes, mas intermitentes (normalmente aos fins de semana), como consequência de seus excessos episódicos. Há períodos em que ela parece conseguir largar a substância, usá-la de maneira controlada ou se abster por completo. Então, acontece um evento com um desfecho ruim, outro período pacífico, depois outro evento destrutivo, e assim por diante. A pessoa não aprende com experiências dolorosas repetidas que alguns drinques (ou carreiras, ou comprimidos, ou baseados) podem levar a um excesso e que o excesso pode ter, frequentemente, graves (e, às vezes, catastróficas) consequências:

prisão por dirigir embriagado e/ou acidentes de carro; brigas de bar; demissão por beber ou usar drogas em serviço; brigas matrimoniais; negligência de responsabilidades paternas; gastos excessivos; e às vezes até crimes.

Diagnóstico Diferencial: Considere as Seguintes Condições

- **Uso recreativo.** A pessoa não se envolve em problemas devido ao uso da substância, e não há sofrimento ou comprometimento clinicamente significativos.
- **Dependência de Substância.** Tolerância, abstinência e/ou um padrão de uso compulsivo estão presentes.

Dicas Diagnósticas

- **Informantes.** Como notado em relação à Dependência de Substância, as pessoas são más avaliadoras e relatoras do uso que fazem das substâncias e dos problemas que elas causam. Conte com informantes externos sempre que possível.
- **Exames de laboratório.** Novamente, isso se prova outra fonte valiosa de informações.
- **Curso.** Para alguns, o Abuso de Substância é um padrão estável de vida instável, mas a maioria das pessoas ou sai disso, ou evolui para a Dependência de Substância. O limiar entre os dois é atravessado quando o excesso periódico se transforma em uso contínuo, e a motivação passa da recreação prazerosa para a necessidade regular da substância simplesmente para sobreviver.
- **Excessos recreativos.** O Abuso de Substância deve ser diferenciado do excesso ocasional. Os excessos não se qualificam como transtorno mental a menos que sejam repetitivos e causem sofrimento ou comprometimento clinicamente significativos.
- **História familiar de Dependência de Substância.** História familiar é um fator de risco para que o Abuso de Substância acabe evoluindo para Dependência de Substância.
- **Outros fatores de risco.** Incluem início precoce, uso frequente e pesado ou alta tolerância herdada.
- **Letalidade.** O Abuso de Substância pode ser um dos transtornos mais perigosos da psiquiatria. É necessário apenas um acidente automobilístico enquanto intoxicado para resultar em diversas mortes.
- **Prevenção.** O Abuso de Substância é o mais forte indicativo na psiquiatria para identificação precoce e intervenção ativa.

■ INTOXICAÇÃO POR SUBSTÂNCIA

303.00 Intoxicação por Álcool
305.90 Intoxicação por Cafeína
292.89 Intoxicação Por Qualquer Outra Substância (Indique a Substância)
292.89 Intoxicação por Outra Substância (ou Substância Desconhecida) (Indique a Substância, se for Conhecida)

Os códigos da CID-10-MC para Intoxicação por Substância são extremamente complexos. Veja a Conversão para os Códigos da CID-10-MC para ter acesso a uma seleção deles e consulte a página de Recursos para Códigos para obter orientações sobre os outros.

Pergunta de Rastreamento

"Você se envolve em problemas quando fica bêbado ou usa drogas?"

Protótipo Diagnóstico

A Intoxicação por Substância é um conjunto de sintomas e comportamentos que ocorre logo após a ingestão de uma substância, durante normalmente um curto período, depois do qual a pessoa retoma seu estado anterior. Cada substância tem um padrão característico de intoxicação que dá conta de sua ampla popularidade recreativa.

Os problemas comuns que resultam da intoxicação são: comprometimento cognitivo, perturbações perceptivas, excitação aumentada ou reduzida, julgamento inadequado, instabilidade emocional, impulsividade, agitação, perturbação do sono, desinibição de impulsos agressivos e sexuais e comportamento imprudente.

Diagnóstico Diferencial: Considere a Seguinte Condição

- **Uso recreativo.** Não diagnostique Intoxicação por Substância para descrever respostas recreativas esperadas ou comprometimentos cognitivos que não causem sofrimento ou comprometimento comportamental clinicamente significativos.

ABSTINÊNCIA DE SUBSTÂNCIA

291.81 Abstinência de Álcool
292.0   Abstinência de Qualquer Outra Substância (Indique a Substância)
292.0   Abstinência de Outra Substância (ou Substância Desconhecida) (Indique a Substância, se for Conhecida)

Os códigos da CID-10-MC para Abstinência de Substância são menos complexos do que os para Intoxicação por Substância, mas ainda são numerosos demais para listar aqui. Veja a Conversão para os Códigos da CID-10-MC.

Pergunta de Rastreamento

"Você apresenta sintomas preocupantes quando tenta parar de beber ou de usar uma droga?"

Protótipo Diagnóstico

Abstinência de uma substância frequentemente produz um conjunto de sintomas psicológicos e fisiológicos. É um efeito-rebote dos efeitos intoxicantes da substância. Como no caso da Intoxicação por Substância, nenhum diagnóstico de Abstinência de Substância como transtorno mental é necessário se a síndrome de abstinência não estiver causando sofrimento ou comprometimento comportamental clinicamente significativos. Os sintomas da abstinência geralmente persistem por dias ou semanas, dependendo da substância, do padrão de uso e da duração de seu uso anterior.

Diagnóstico Diferencial: Descarte Esta Condição

- **Abstinência descomplicada do uso recreativo.** Uma vez mais, nenhum diagnóstico de transtorno mental é necessário se a síndrome de abstinência não estiver causando sofrimento ou comprometimento comportamental clinicamente significativos.

TRANSTORNOS MENTAIS INDUZIDOS POR SUBSTÂNCIA

Pergunta de Rastreamento

"Conte-me sobre seu uso de álcool e drogas."

Protótipo Diagnóstico

O uso de substância pode causar ou aumentar praticamente todos os transtornos psiquiátricos (Transtornos Psicóticos, Transtornos Bipolar ou Depressivo, Transtornos de Ansiedade, Transtorno Obsessivo-compulsivo [TOC], Disfunções Sexuais e outros).

Substâncias são amplamente utilizadas, e seu uso não costuma ser relatado com precisão. Elas representam uma fonte oculta de proporção significativa de todos os problemas psiquiátricos que precisam ser diagnosticados. Sempre é essencial perguntar sobre o uso de substâncias e considerar seu papel na apresentação dos sintomas.

Transtornos Induzidos por Substância específicos são apresentados nos outros capítulos deste livro, junto com as apresentações clínicas que podem mimetizar. Isso serve para proporcionar conveniência no diagnóstico diferencial. Códigos para os diversos diagnósticos de Transtorno Relacionado a [Nome da Substância] Não Especificado estão inclusos, para a conveniência do leitor, na seção "Transtornos Mentais Induzidos por Substância" da Conversão para os Códigos da CID-10-MC, visto que eles não aparecem em qualquer outro lugar.

Dicas Diagnósticas

- **A importância do uso de substâncias.** Como enfatizado anteriormente, o uso de substâncias pode causar ou potencializar praticamente todos os transtornos psicóticos; ele é difundido e frequentemente ou é relatado com imprecisão, ou não é relatado. Sempre é essencial perguntar sobre o uso de substâncias e considerar seu possível papel em todas as apresentações psiquiátricas.
- **Confusão no quadro clínico.** Qualquer uso de substância no contexto do transtorno mental torna o diagnóstico mais difícil, além de reduzir a possibilidade de sucesso do tratamento.
- **Estabelecendo causa e efeito.** Frequentemente, não está claro se (1) o uso de substância está causando o problema psiquiátrico; (2) ele é um meio de automedicação secundário; ou (3) o uso de substância e o transtorno mental são independentes. Avalie a cronologia dos inícios, a proeminência do uso de substância no quadro clínico e se os sintomas psiquiátricos são caracteristicamente causados por aquela substância específica.
- **Afastando a pessoa da substância.** A melhor ferramenta para determinar o diagnóstico também é a melhor ferramenta para tratar o paciente, ou seja, afastar a pessoa da substância e ver o que acontece. É claro que, frequentemente, é muito mais fácil falar do que fazer.

- **Relação entre Intoxicação por Substância e Abstinência.** Os diagnósticos de Intoxicação por Substância e de Abstinência de Substância se suplantam sempre que um causa um Transtorno Mental Induzido por Substância mais específico, grave e persistente. Contudo, não diagnostique o Transtorno Mental Induzido por Substância se os sintomas não forem particularmente persistentes ou mais graves do que se esperaria de uma intoxicação ou abstinência de rotina.

CUIDADO:
Transtorno do Jogo e Outros Comportamentos Aditivos

A seção do DSM-5 sobre Transtornos Relacionados a Substâncias e Transtornos Aditivos inclui Transtorno do Jogo e introduz um conceito novo e problemático de Comportamentos Aditivos. (Para uma discussão mais completa de Transtorno do Jogo, veja o Capítulo 12). Felizmente, nenhum dos outros comportamentos aditivos originalmente sugeridos pelo DSM-5 ganhou *status* oficial. No entanto, ainda existe o risco de que "adições" em videogames, sexo, compras, exercício, trabalho, e assim por diante, tornem-se cada vez mais populares e deixem de ser consideradas transtornos mentais.

O Raciocínio por trás dos Comportamentos Aditivos

O raciocínio por trás dos Comportamentos Aditivos é que os comportamentos compulsivos e o uso compulsivo de substâncias criam experiências subjetivas semelhantes, seguem o mesmo padrão clínico, podem partir da mesma rede neural e responder a tratamentos semelhantes. A noção subjacente ao conceito de "adição" é que o uso de substância (ou o comportamento) que originalmente pretendia dar prazer agora é motivado por uma compulsão. Apesar de não ser mais a fonte de tanto prazer, o ato se tornou tão profundamente arraigado que a pessoa continua a realizá-lo repetidamente, apesar das grandes consequências negativas. De forma subjetiva, a pessoa sente uma perda de controle cada vez maior sobre a substância ou o ato, passando a sentir-se cada vez mais controlada por eles.

O Problema: Compulsão *versus* Prazer Recreativo

Existe, contudo, um problema fundamental com a ideia de Comportamentos Aditivos. A busca por prazer repetitivo (mesmo que a grande custo) é onipresente na natureza humana, enquanto o comportamento compulsivo não recompensador é raro. Mas é extremamente difícil diferenciar os dois. Os Comportamentos Aditivos podem ser expandidos do uso estrito e (talvez ocasionalmente) apropriado com rapidez e passar a ser um rótulo mais popular e muito mal-utilizado para qualquer coisa que as pessoas façam por diversão, mas que lhes cause problemas.

Com a nova categoria de Comportamentos Aditivos, potencialmente milhões de novos "pacientes" podem ser criados. O rótulo pode medicalizar todos os tipos de comportamentos que buscam o prazer e dar às pessoas desculpas de "doença" por buscá-los de forma irresponsável.

CAPÍTULO 10
■ Transtornos Neurocognitivos

NESTE CAPÍTULO:

- *Delirium*
  - *Delirium* Devido a Outra Condição Médica (Indique a Condição Médica)
  - Se Induzido por Álcool
  - Se Induzido por Qualquer Outra Substância (Indique a Substância)
  - *Delirium* Não Especificado
- Transtorno Neurocognitivo Maior (Demência)
  - Demência Vascular
  - Demência Devida a Outra Condição Médica (Indique a Condição Médica)
  - Se Induzida por Álcool
  - Se Induzida por Qualquer Outra Substância (Indique a Substância)
- Transtorno Neurocognitivo Leve
- CUIDADO: Transtorno Neurocognitivo Leve
- Transtorno Neurocognitivo Não Especificado

■ DELIRIUM

293.0 / F05   ***Delirium* Devido a Outra Condição Médica (Indique a Condição Médica)**

Defina o diagnóstico específico de acordo com a condição médica específica (p. ex., *Delirium* devido a Encefalite por HIV).

Delirium Induzido por Substância

291.0   **Se Induzido por Álcool**

292.81   **Se Induzido por Qualquer Outra Substância (Indique a Substância)**

Os códigos da CID-10-MC para *Delirium* Induzido por Substância são extremamente complexos. Veja a Conversão para os Códigos da CID-10-MC para ter acesso a uma seleção deles e consulte a página de Recursos para Códigos para obter orientações sobre os outros.

780.09 / R41.0   ***Delirium* Não Especificado**

Perguntas de Rastreamento para Qualquer Delirium

Ao informante: "Seu marido está confuso e agindo estranhamente?"

Ao paciente: "Quem é esta mulher sentada ao seu lado? Que tipo de lugar é este? Por que ela o trouxe aqui? Em que estação estamos? Em que ano? Em que hora do dia? O quê você comeu no café da manhã? Subtraia 3 de 100 e depois continue subtraindo 3 do novo número. Soletre a palavra 'mundo' de trás para a frente."

Protótipo Diagnóstico para Qualquer Delirium

O *Delirium* costuma sinalizar uma urgente e perigosa emergência clínica que requer diagnóstico imediato e intervenção ativa. O início costuma ser súbito, e o curso, curto. O paciente ou (1) melhora, ou (2) sofre dano permanente no cérebro, ou (3) morre. A morte pode resultar da doença subjacente ou das consequências fatais do comportamento impulsivo e errático do paciente.

    O *Delirium* compromete gravemente cada aspecto da atenção, do pensamento, dos sentimentos e do comportamento. As manifestações são variadas, com diferentes gravidades, às vezes mudando a cada minuto. A consciência é enevoada; a atenção é irregular; e o paciente é distraído, confuso e incapaz de focar a atenção. O teste de realidade é tênue, e a pessoa tem variações de consciência em seu contato com o ambiente; ela fica frequentemente desorientada no tempo e no espaço e, às vezes, até com as pessoas. Todas as funções cognitivas ficam comprometidas, e seu julgamento é ruim ou inexistente. É provável que a pessoa sofra distorções perceptivas (especialmente ilusões visuais ou alucinações) e que apresente diversas interpretações equivocadas da realidade ou até mesmo francas ilusões. As emoções ficam comprometidas, intensificadas, desinibidas e, com frequência, assustadoras. Pode haver sono em excesso ou em escassez ou uma reversão do ciclo normal de sono. As coisas são ruins durante o dia e normalmente muito piores à noite. A agitação costuma ser intensa, e o paciente pode ficar verbalmente agressivo e/ou fisicamente violento. O *Delirium* costuma ser inconfundível, mas às vezes pode ser fácil ignorá-lo, em especial em um paciente quieto e com a consciência enevoada cuja confusão seja discreta.

Diagnóstico Diferencial: Considere as Seguintes Condições para Qualquer **Delirium**

- **Transtorno Neurocognitivo Maior (Demência).** Os problemas cognitivos são de longo prazo, estáveis e não apresentam enevoamento da consciência.
- **Demência com** *Delirium* **sobreposto.** Os dois frequentemente ocorrem juntos.
- *Delirium* **devido a múltiplas etiologias.** Por exemplo, uma pessoa com Abuso de Substância que sofre trauma encefálico, ou alguém com insuficiência cardíaca congestiva que também esteja tomando oito medicamentos, pode desenvolver *Delirium*.
- **Intoxicação ou Abstinência de Substância.** Os sintomas não são mais do que os normais para essa substância.
- **Um Transtorno Psicótico primário.** É mais provável que a pessoa apresente alucinações auditivas do que visuais.
- **Um Transtorno de Ansiedade, Bipolar ou Depressivo primário.** Considere quando o pânico, a ansiedade, a agitação ou a depressão são proeminentes sem alterações na consciência, confusão ou alucinações visuais.
- **Transtorno de Estresse Agudo ou Transtorno de Estresse Pós-traumático (TEPT).** A confusão e a agitação são o resultado de trauma psicológico, e não de comprometimento neurológico.
- **Simulação.** Considere quando fingir confusão ou desorientação pode resultar em algum ganho.

Dicas Diagnósticas para Qualquer Delirium

- *Delirium* é uma emergência médica. Nunca esqueça que *Delirium* não tratado prejudica o cérebro e pode ameaçar a vida. Pense e aja rápido.
- **Necessidade de consulta.** E não pense e aja sozinho. Arranje uma consulta com um clínico assim que possível.
- **Necessidade de um alto índice de suspeita.** Não se engane pensando que os sintomas vêm de um transtorno mental primário quando existe um problema cerebral agudo a ser identificado e tratado. Assim que o *Delirium* for o diagnóstico diferencial, a avaliação do estado mental deve ser acompanhada de uma exploração urgente para tratar possíveis causas médicas antes que mais dano seja causado ao cérebro vulnerável.
- *Overdose* de medicamentos. Pacientes idosos frequentemente tomam muitos remédios que não são tão tolerados pelos seus rins e fígados. Interações entre medicamentos e *overdose* são as principais causas de *Delirium* em idosos e devem ser as primeiras na lista de suspeitas.
- *Delirium versus* um **Transtorno Psicótico, Bipolar ou Depressivo primário.** Sempre que houver alucinações visuais, pense em *Delirium* e aja rápido; elas são muito menos comuns nos Transtornos Psicótico, Bipolar ou Depressivo. O *Delirium* também tem idade de início muito mais tardia.
- *Delirium versus* **Transtorno de Estresse Agudo.** O *Delirium* pode ser ignorado após um evento traumático (p. ex., um acidente de carro) se o terror, a confusão, a agitação e a excitação autônoma forem mal-diagnosticados como sintomas de TEPT e as alucinações visuais forem erroneamente classificadas como *flashbacks*.
- **Depois do pôr do sol.** Os sintomas pioram à noite, com menos pistas de orientação, e há reversões no ciclo do sono. Para prevenir esse efeito, experimente uma luz fraca noturna, atenção pessoal e dicas de atenção.
- **Estresse, mudanças ambientais, uma doença menos grave, dor ou medicação excessiva.** Todos podem causar o início de *Delirium* em pessoas que sofrem de Demência.
- **Estruturando o ambiente.** Fotografias, calendários, rotinas, objetos familiares e pessoas conhecidas podem ajudar a orientar e a reduzir a confusão. Uma vez mais, uma luz noturna pode ajudar.
- **Achados do eletrencefalograma (EEG).** Lentificação generalizada no EEG pode ajudar a confirmar o *Delirium* em casos duvidosos.
- **O paciente quieto.** É provável que aquele paciente agitado com *Delirium* e que cause problemas receba a atenção adequada. Não perca de vista o paciente quieto e confuso que não causa problemas.

■ TRANSTORNO NEUROCOGNITIVO MAIOR (DEMÊNCIA)

No DSM-5, o termo Demência foi substituído por Transtornos Neurocognitivos Maiores e Menores. Veja o quadro Cuidado deste capítulo para ver minhas ressalvas sobre o Transtorno Neurocognitivo Menor. E, por uma questão de simplicidade, continuarei a usar a Demência nos diagnósticos listados a seguir nas discussões desta seção.

290.xx / F01.xx Demência Vascular
  .40 / .51 **Com Perturbação Comportamental**
  .40 / .50 **Sem Perturbação Comportamental**

294.xx / F02.xx Demência devida a Outra Condição Médica (Indique a Condição Médica)
  .11 / .81 **Com Perturbação Comportamental**
  .10 / .80 **Sem Perturbação Comportamental**

Essas condições médicas incluem doença de Alzheimer, lesão cerebral traumática, doença de Parkinson, Demência com corpos de Lewy, infecção por HIV, degeneração lobar frontotemporal, doença de Huntington e doença por príon. A Conversão para os Códigos da CID-10-MC apresenta uma listagem mais completa para os códigos de Demência causada por essas condições.

Demência Induzida por Substância

291.2 Se Induzida por Álcool
292.82 Se Induzida por Qualquer Outra Substância (Indique a Substância)

Os códigos da CID-10-MC para Demência Persistente Induzida por Substância são complexos. Veja a Conversão para os Códigos da CID-10-MC para ter acesso a uma seleção deles e consulte a página de Recursos para Códigos para obter orientações sobre os outros.

Pergunta de Rastreamento para Demência

"Você (ou um ente querido) já apresentou um grande declínio de memória?"

Protótipo Diagnóstico para Qualquer Demência

"Cavalheiros, o que vocês veem diante dos seus olhos são os restos do que costumava ser um homem." Essas foram as inesquecíveis palavras do primeiro paciente que eu vi na faculdade de medicina. Ele era um médico nos estágios intermediários da Demência que conseguia descrever seu declínio cognitivo com assombrosa precisão clínica. Havia começado gradualmente com comprometimento moderado na memória, mas que já estava bastante grave. Ele ainda conseguia lembrar detalhes obscuros da sua infância e descrever com precisão muitas doenças que tivera, mas não se lembrava do que havia comido no café ou do que acabara de dizer (e podia ficar repetindo o mesmo pensamento de 15 minutos a 1 hora). Certa época, ele havia conduzido uma atividade clínica eficiente e organizada, mas agora não tinha capacidade de lidar com um talão de cheques, calcular o troco, marcar ou comparecer a uma consulta ou decidir o que pedir do cardápio. Recentemente, havia saído de casa diversas vezes sem conseguir encontrar o caminho de volta, a não ser com a ajuda dos vizinhos ou da polícia. Pessoas com Demência mais grave esquecem seus parentes; desenvolvem graves dificuldades com palavras e nomes; ficam perdidas com atividades aparentemente simples, como vestir-se ou escovar os dentes; e têm problemas para identificar e compreender o propósito de objetos cotidianos (p. ex., a diferença entre 1 centavo e 1 real, ou como usar um secador de cabelo). Pode haver desinibição de impulsos agressivos e/ou sexuais, mau julgamento e comportamento impetuoso. As economias de uma vida podem se dissipar em uma questão de meses. A pessoa frequentemente não está ciente das limitações impostas pela doença e pode ficar vulnerável à exploração.

Diagnóstico Diferencial: Considere as Seguintes Condições para Qualquer Demência

- **Declínio Cognitivo Relacionado à Idade.** Os sintomas são graduais, adequados à idade e não causam perda de independência nem sofrimento ou comprometimento clinicamente significativos. Codifique como 780.97/R41.82 (veja o Capítulo 18).
- *Delirium*. Déficits cognitivos são agudos, e o enevoamento da consciência é proeminente.
- **Demência com *Delirium* sobreposto.** Como notado antes, os dois frequentemente ocorrem juntos.
- **Transtorno do Desenvolvimento Intelectual.** O início dos déficits cognitivos ocorre antes dos 18 anos.

- **Intoxicação ou Abstinência de Substância.** Tanto um quanto o outro pode fazer parecer que a pessoa apresenta deficiências cognitivas muito mais graves.
- **Um Transtorno Bipolar ou Depressivo primário.** Déficits cognitivos são restritos a Episódios Depressivos Maiores.
- **Esquizofrenia.** A pessoa tem déficits cognitivos, mas com início cedo e um padrão diferente.
- **Simulação.** Existe algum ganho óbvio para a pessoa. Um exemplo foi o chefe da máfia de Nova York, que, por muitos anos, andou pelas ruas de pijama, falando sozinho e agindo confuso para convencer o FBI de que ele não podia continuar sendo o chefe de sua família criminosa.

Dicas Diagnósticas para Qualquer Demência

- **Diagnóstico cuidadoso e deliberado.** Não presuma que a Demência jaz em cada fato isolado, rosto irreconhecido ou nome esquecido. O envelhecimento normal inclui perda das habilidades cognitivas, e a Demência só deve ser considerada quando o decréscimo for muito além do esperado e causar comprometimento significativo.
- **Avaliação clínica e neurológica cuidadosa.** Recomende uma avaliação clínica completa para descartar todas as causas reversíveis possíveis para a Demência.
- **Informantes.** Faz parte da Demência o paciente ser o último a saber o que ele tem. Junte o máximo de informação possível das outras pessoas na vida do paciente.
- **Exames de laboratório.** Todos estão ansiosos para finalmente haver um painel de exames biológicos para a doença de Alzheimer, sendo que tais exames devem ser disponibilizados nos próximos anos. Infelizmente, exames para Alzheimer não serão muito úteis se não conseguirmos tratar a doença com eficiência, o que parece ser uma possibilidade ainda distante.
- **Demência como uma doença global.** Apesar de os principais sintomas serem cognitivos, os déficits nas funções cerebrais são extensos, afetando profundamente as emoções e o comportamento.
- **Demência *versus* um Transtorno Bipolar ou Depressivo primário.** A Demência pode imitar um Transtorno Bipolar ou Depressivo, e vice-versa. Frequentemente, é difícil diferenciar esses transtornos, e erros diagnósticos são cometidos em ambas as direções. As coisas ficam ainda mais complicadas porque a Demência e o Transtorno Bipolar ou Depressivo

podem ocorrer juntos. O diagnóstico diferencial requer avaliação médica e neuropsicológica cuidadosa, além de monitoramento longitudinal. Sempre seja muito minucioso ao procurar por causas evitáveis da Demência quando houver profundos sintomas cognitivos acompanhando um Transtorno Bipolar ou Depressivo.

- **Exame prático do estado mental.** Faça perguntas de relevância direta para a vida do paciente, ajude a determinar o impacto do comprometimento da memória no seu funcionamento cotidiano. "Você às vezes perde seu carro no estacionamento ou tem problemas para encontrar o caminho de casa?", "Você às vezes se esquece de desligar o fogão?", "Você tem problemas para reconhecer pessoas que deveria conhecer?"
- **Segurança primeiro.** Avalie os riscos de o paciente provocar mal a si mesmo (p. ex., usando aparelhos da cozinha, caindo no banheiro, se perdendo, com comportamento sexual inadequado, com vulnerabilidade financeira, etc.).
- **Dirigir.** Esse aspecto precisa de uma menção especial, porque as pessoas são extremamente resistentes a abrir mão da liberdade de dirigir e com frequência não fazem ideia do quanto suas habilidades de direção se deterioraram. Enfatize que elas podem causar não só a própria morte como também a de outras pessoas, incluindo crianças. Encoraje os parentes a serem proativos, a confiscarem as chaves e a consultarem o Departamento de Trânsito local. Não se trata de uma questão punitiva, e sim de bom senso.
- **Modificações ambientais.** Deixe o mundo menos complicado; proporcione auxílio; e crie um ambiente com muitas dicas de orientação.
- **Reações catastróficas.** Às vezes, os pacientes com Demência sofrem de "incontinência emocional": reações excessivamente raivosas, tristes ou assustadas muito desproporcionais ao estresse. Não se exceda diante dos excessos deles. Eles normalmente superam isso logo e seguem em frente como se nada tivesse acontecido.
- **Quedas.** Demência é um fator de risco. O ambiente precisa ficar o mais livre possível de obstáculos em potencial.

■ TRANSTORNO NEUROCOGNITIVO LEVE

O DSM-5 acrescentou uma nova categoria diagnóstica, chamada de Transtorno Neurocognitivo Leve, mas eu recomendo fortemente que ela não seja utilizada. Veja o quadro de Cuidado a seguir.

CUIDADO: Transtorno Neurocognitivo Leve

O DSM-5 inclui a nova categoria de Transtorno Neurocognitivo Leve para identificar pessoas com problemas que ainda não se qualificam – mas que podem vir a ser diagnosticados – como Transtorno Neurocognitivo Maior (Demência). A definição requer comprometimento leve da função cognitiva que ainda não ameace a independência ou o desempenho de atividades cotidianas. Pode haver problemas sérios com o uso desse diagnóstico, os quais sugerem que ele ainda não está consolidado.

1. **Alta frequência de falso-positivo.** Com a idade, as pessoas naturalmente começam a perder habilidades cognitivas, assim como pouco a pouco perdem habilidades físicas. Não existe uma linha clara separando o que se considera "doença" do que se espera do desgaste da vida. Isso é particularmente verdadeiro, dadas as vastas diferenças individuais no funcionamento prévio, nas próprias expectativas e nos desafios cognitivos que precisam ser enfrentados. Haverá uma frequência inaceitavelmente alta de falso-positivos, sem dúvida excedendo 50%.
2. **Critérios clínicos falíveis.** A definição do DSM-5 de Transtorno Neurocognitivo Leve baseia-se apenas em critérios clínicos extremamente falíveis e questionáveis.
3. **O papel dos exames biológicos.** O diagnóstico preciso do Transtorno Neurocognitivo Leve certamente irá exigir exames biológicos, que agora já estão ao alcance. Nos próximos anos, teremos métodos laboratoriais objetivos para identificar o pródromo da doença de Alzheimer. Ainda há muito a ser feito para padronizar esses exames, determinar seus pontos de corte adequados e padrões de resultados e negociar a difícil transição da pesquisa à prática clínica geral, mas o objetivo está à vista. O rápido avanço da ciência deixa claro como é prematuro tentar diagnosticar o Transtorno Neurocognitivo Leve com base em critérios clínicos vagos e não testados. É inútil apressar-se com um método clínico de segunda linha do diagnóstico prodrômico quando exames biológicos mais precisos logo estarão disponíveis.
4. **Criação de preocupações desnecessárias e estigmas sem benefícios.** Atualmente, não há tratamento efetivo para o Transtorno Neurocognitivo Leve, e não há qualquer um no horizonte próximo. O diagnóstico não garante benefício real algum, ainda que realizado com precisão. Por que assustar as pessoas com um diagnóstico ameaçador quando existe uma probabilidade tão grande de que ele seja impreciso e, ainda que correto, absolutamente inútil?
5. **Uma ideia ainda despreparada para a estreia clínica.** O Transtorno Neurocognitivo Leve é uma ideia de pesquisa que está muito desconectada da realidade clínica atual e que simplesmente não está pronta para uso geral.

> Eu sou contra a utilização atual do diagnóstico Transtorno Neurocognitivo Leve até que ele possa ser estabelecido por exames laboratoriais. Um diagnóstico baseado em critérios clínicos vagos é arriscado, não testado e impreciso, além de ser causador muito mais de danos do que de benefícios. "Primeiro, não fazer mal."

■ 799.59/R41.9 TRANSTORNO NEUROCOGNITIVO NÃO ESPECIFICADO

O Transtorno Neurocognitivo Não Especificado é um substituto útil para a situação (nem tão incomum) de incerteza quanto à origem dos déficits cognitivos: se eles vêm do *Delirium,* da Demência ou de uma combinação de ambos.

CAPÍTULO 11
■ Transtornos da Personalidade

NESTE CAPÍTULO:

- Transtorno da Personalidade *Borderline*
- Transtorno da Personalidade Antissocial
- Transtorno da Personalidade Narcisista
- Transtorno da Personalidade Histriônica
- Transtorno da Personalidade Obsessivo-compulsiva
- Transtorno da Personalidade Evitativa
- Transtorno da Personalidade Dependente
- Transtorno da Personalidade Paranoide
- Transtorno da Personalidade Esquizoide
- Transtorno da Personalidade Esquizotípica
- Mudança de Personalidade Devido a Outra Condição Médica (Indique a Condição Médica)
- Transtorno da Personalidade Não Especificado
- CUIDADO: Evitando o Uso Forense de Transtorno da Personalidade Não Especificado
- CUIDADO: Dimensões da Personalidade na Seção 3 do DSM-5

Pergunta de Rastreamento para Qualquer Transtorno da Personalidade

"Você tem um estilo de fazer as coisas e de se relacionar com as pessoas que sempre o envolve no mesmo tipo de confusão?"

Protótipo Diagnóstico para Qualquer Transtorno da Personalidade

Em *Julio Cesar*, de Shakespeare, Cássio diz: "A culpa, caro Brutus, não está nas estrelas, mas em nós mesmos...". Nosso caráter exerce grande influência sobre nosso destino. A maneira como vemos o mundo e reagimos a ele determina, em grande medida, como o mundo nos vê e reage a nós. "Personalidade" é um padrão duradouro de pensamentos, sentimentos, interações e comportamentos que constitui quem somos; é o que proporciona a textura dos nossos relacionamentos com as outras pessoas. Os Transtornos da Personalidade causam círculos viciosos de expectativas negativas e profecias autorrealizáveis. Traços normais da personalidade tornam-se Transtornos da Personalidade quando são inflexíveis e não permitem que as pessoas se adaptem às necessidades do momento. O diagnóstico de um Transtorno da Personalidade só deve ser feito se os problemas resultantes causarem sofrimento ou comprometimento clinicamente significativos.

Protótipo Diagnóstico para Cada Transtorno da Personalidade

301.83 / F60.3 Transtorno da Personalidade *Borderline*

Os pacientes têm relacionamentos intensos e frustrantes, cheios de grandes expectativas, que se degeneram em brigas ferozes e desapontamentos terríveis. Com medo de abandono, eles afastam as pessoas com exigências irreais, raiva implacável e expectativas (que acabam se concretizando) de que serão rejeitados. Perdas reais ou imaginárias podem levar a tentativas de suicídio e/ou automutilação, normalmente com uma lâmina de barbear ou um cigarro. Essas pessoas têm repetidos relacionamentos destrutivos, assim como baixa autoestima, podendo exibir agressividade e comportamento sexual impulsivo. A frequência de suicídio para a vida toda é alta (10%). Dentre os que sobrevivem frequentemente se verifica que tais características amenizam com a idade.

301.7 / F60.2 Transtorno da Personalidade Antissocial

Estranhos desde cedo, esses indivíduos exibiam sintomas iniciais de Transtorno da Conduta; passaram por um estágio delinquente juvenil; e cresceram e tornaram-se adultos egoístas, manipuladores e cruéis, cujo interesse nas outras pessoas se limita àquilo que eles podem extrair delas. Seu charme disfarça falta de compaixão e uma mente calculista. Eles mentem, traem e manipulam sem empatia ou remorso pelo mal considerável que causam aos outros. São precipitados, impulsivos e podem agir fora da lei. O Transtorno da Personalidade Antissocial é comum sobretudo entre criminosos e um preditor de violência e suicídio. Felizmente, como o Transtorno da Personalidade *Borderline*, o Transtorno da Personalidade Antissocial com frequência melhora com o amadurecimento na meia-idade.

301.81 / F60.81 Transtorno da Personalidade Narcisista

Os pacientes são o centro do próprio mundo: especiais em todas as maneiras, exibidos e espetaculares, lendas em sua própria mente. Seu senso de autoimportância e de direito se sobrepõe a quaisquer preocupações quanto às necessidades, aos problemas ou aos sentimentos dos outros. Eles são arrogantes, soberbos e superiores e esperam que os outros demonstrem deferência e admiração. Desapontamentos frequentes acontecem quando eles e o mundo não conseguem dar conta de expectativas absolutamente irreais.

301.50 / F60.4 Transtorno da Personalidade Histriônica

Ela é uma Blanche DuBois: sempre a bela exibicionista do baile, usando charme, apelo físico e sedução para ficar no centro das atenções. Seus relacionamentos e emoções são intensos, mas superficiais, e estão sempre mudando.

Ele chama atenção se gabando sobre dicas da bolsa de valores ou sobre suas proezas nas quadras de tênis. Seus interesses e atitudes são facilmente influenciados pelas outras pessoas ou pelo papel que exerce atualmente. Ele chega com ímpeto e logo cria intimidade nos relacionamentos, mas cansa-se rapidamente e não se sente apreciado.

301.4 / F60.5 Transtorno da Personalidade Obsessivo-compulsiva

Esses indivíduos são perfeccionistas e controladores inflexíveis, que precisam acertar cada mínimo detalhe. Delegar tarefas para os outros é impossível, porque os outros nunca serão cuidadosos o bastante. A vida é controlada por regras, roteiros e rotinas rígidas. Sua escrupulosa atenção ao trabalho tira-lhes espontaneidade, tranquilidade ou profundidade nos relacionamentos. Eles são avarentos com dinheiro, emoções e afeto e deixam claro que tudo deve sempre ser do seu jeito, ou eles "caem fora".

301.82 / F60.6 Transtorno da Personalidade Evitativa

Essas pessoas são assustadas, socialmente estranhas e mostram extrema sensibilidade a críticas ou rejeição. Qualquer forma nova de contato social envolve o terror da possibilidade de humilhação e a tentativa de evitar qualquer tipo de constrangimento. É muito mais simples dizer um "não" rápido a todo trabalho ou relacionamento social novo que possa ameaçar a segurança do seu casulo. Ao contrário daqueles que sofrem de Transtorno da Personalidade Esquizoide, elas querem se relacionar e frequentemente têm alguns amigos antigos com quem se sentem seguras e íntimas o bastante para relaxar.

301.6 / F60.7 Transtorno da Personalidade Dependente

Essas pessoas se sentem idiotas e fracas; incapazes de cuidar de si mesmas, de tomar as próprias decisões ou de ficar sozinhas. Sua carência torna-as submissas e subservientes, dispostas a colocar as necessidades e as opiniões dos outros à frente das próprias. Elas farão o que for necessário para que alguém goste e cuide delas, lhes dê afeto e proporcione uma direção à sua vida.

301.0 / F60.0 Transtorno da Personalidade Paranoide

O mundo é um lugar perigoso, e não se pode confiar nas pessoas, nem mesmo (e talvez especialmente) nas mais próximas. Esses pacientes precisam ficar alerta o tempo todo para garantir que ninguém esteja tirando vantagem deles, zombando ou fazendo planos contra eles. Nunca compartilham seus sentimentos e suas ideias, porque certamente serão usados contra eles. Nunca esquecem um menosprezo, perdoam uma rixa ou perdem a chance de se sentirem injustiçados.

301.20 / F60.1 Transtorno da Personalidade Esquizoide

Esses indivíduos basicamente querem ser deixados em paz. Ter contatos com os outros é vazio, sem prazer, emoção, conforto ou significado. Eles escolhem as ocupações mais solitárias, vivem sozinhos, evitam encontros e não têm amigos de verdade. Outros os consideram "frios": estranhos, distantes e formais em todas as situações sociais.

301.22 / F21 Transtorno da Personalidade Esquizotípica

Os pacientes têm discurso desorganizado, comportamento desorganizado e dureza emocional, mas sem as ilusões e alucinações que transformariam o diagnóstico em Esquizofrenia. Há excentricidades de pensamento e comportamento, crenças estranhas e experiências perceptivas bizarras, mas tudo isso consistentemente fica abaixo do nível psicótico. Os sintomas e os comportamentos têm início cedo, são parte de quem a pessoa é e em geral mantêm-se estáveis ao longo da vida.

Nota: Muitos desses indivíduos foram recentemente diagnosticados, ou foram autodiagnosticados, com o Transtorno de Asperger (agora submetido ao Transtorno do Espectro Autista), porque ele ficou muito mais socialmente aceitável, dá acesso a um rico apoio da comunidade *on-line* e tem maior possibilidade de abrir portas a serviços escolares e afins.

310.1 / F07.0 Mudança de Personalidade Devido a Outra Condição Médica (Indique a Condição Médica)

O Transtorno da Personalidade sempre tem início cedo e curso persistente. Se a personalidade de alguém parecer mudar ou se deteriorar em uma idade mais avançada, considere a possibilidade de uma condição médica ou neurológica (p. ex., trauma craniano, tumor no cérebro) ser responsável.

301.9 / F60.9 Transtorno da Personalidade Não Especificado

Frequentemente, as pessoas exibem características de dois ou mais tipos de personalidade descritos, mas com nenhum tão grave a ponto de, sozinho, ser considerado um Transtorno da Personalidade. O Transtorno da Personalidade Não Especificado pode ser usado quando a combinação de características causar sofrimento ou comprometimento clinicamente significativos.

CUIDADO: Evitando o Uso Forense de Transtorno da Personalidade Não Especificado

O diagnóstico de Transtorno da Personalidade Não Especificado às vezes é usado de forma inadequada em audiências sobre "predadores sexuais violentos". Esse diagnóstico é inerentemente questionável e não deve ser usado durante testemunho de especialista.

Diagnóstico Diferencial: Considere as Seguintes Condições para Qualquer Transtorno da Personalidade

- **Traços normais da personalidade.** Não existe comprometimento ou sofrimento clinicamente significativos.
- **Outro transtorno mental.** Os comportamentos surgem no início do outro transtorno e entram em remissão quando ele melhora.

- **Transtornos por Uso de Substância.** Os comportamentos ocorrem apenas como resultado da Intoxicação ou Dependência de Substância.
- **Mudança de Personalidade Devido a Outra Condição Médica.** Exemplos dessas condições incluem trauma craniano e tumor no cérebro.
- **Transtorno de Adaptação.** Os comportamentos são uma reposta temporária ao estresse externo.

Dicas Diagnósticas

- **Quando avaliar.** Não é uma boa ideia avaliar a presença de um Transtorno da Personalidade se a pessoa estiver no meio de um Episódio Depressivo Maior, um Episódio Maníaco ou outro episódio maior de outro transtorno mental. Tal episódio irá necessariamente interferir (e muitas vezes piorar) ou disfarçar o nível habitual de funcionamento da personalidade. Por motivos semelhantes, faz sentido adiar uma avaliação da personalidade quando as pessoas estão em meio a uma crise de vida, como divórcio, demissão ou luto.
- **Quem avaliar.** É inerente aos Transtornos da Personalidade que esses indivíduos não costumem ser informantes capazes acerca da própria condição. Alguém com Transtorno da Personalidade Narcisista não costuma estar ciente da (e muito menos admitir) falta de empatia, grandiosidade ou exploração dos outros. Não se pode esperar uma autoavaliação honesta de alguém com Transtorno da Personalidade Antissocial. Quanto mais fontes de informação, melhor; familiares, amigos e registros servem para criar um quadro mais completo e preciso.
- **Como avaliar.** Existem instrumentos de entrevistas padronizados e confiáveis para avaliar Transtornos da Personalidade, mas eles requerem muito tempo e treinamento para a prática clínica. Você provavelmente terá de confiar em suas intuições clínicas para associar o comportamento atual do indivíduo a um dos protótipos de personalidade descritos. Para estabelecer que um Transtorno da Personalidade está presente, certifique-se de que ele se apresentou cedo na vida da pessoa; de que as características são persistentes e contínuas; de que se estendem a todos os aspectos do funcionamento, não ocorrendo simplesmente em resposta a uma pessoa, um estresse ou uma situação; e de que o estilo de personalidade causa sofrimento ou comprometimento clinicamente significativos. É necessário tempo para avaliar, e suas impressões podem mudar e se aprofundar ao conhecer melhor o paciente.
- **Por que avaliar.** Um Transtorno da Personalidade é um preditor de curso, do tipo mais efetivo de tratamento, da assiduidade do tratamento, da resposta ao tratamento e do risco de suicídio.

- **Crianças e adolescentes.** Não costuma ser uma boa ideia diagnosticar Transtorno da Personalidade no início de suas vidas, quando os comportamentos são fluidos e instáveis. O registro é curto; questões de desenvolvimento proporcionam um indicador ruim para o futuro; e o uso de substância costuma afetar drasticamente a apresentação.
- **Efeitos da idade.** As pessoas com frequência amadurecem com a idade. Isso é particularmente verdadeiro para aqueles que sofrem dos Transtornos da Personalidade *Borderline* e Antissocial. Contudo, o envelhecimento pode trazer problemas especiais para pessoas com Transtornos da Personalidade Narcisista, Histriônica e Obsessivo-compulsiva.
- **Início tardio.** Por definição, não há início tardio para um Transtorno da Personalidade. Se houver uma piora brusca no funcionamento da personalidade, investigue a causa. As explicações mais prováveis são o início de outro transtorno mental (p. ex., depressão); o impacto do uso de substância; um problema neurológico (lesão na cabeça, tumor no cérebro); ou grande estresse.
- **Fatores culturais.** Culturas diferentes têm protótipos distintos sobre o que é considerado funcionamento de personalidade adequado e o que é considerado um transtorno da personalidade. Ao julgar se a personalidade de alguém está se desviando o suficiente da norma para que se considere um transtorno, o padrão deve ser a norma da cultura do paciente, e não da sua.
- **Viés do observador.** Todos temos a nossa própria personalidade, que pode influenciar a forma como vemos e avaliamos a personalidade dos outros. Autoconsciência da própria personalidade é a melhor proteção do avaliador contra o viés em seu julgamento clínico.

CUIDADO:
Dimensões da Personalidade
na Seção 3 do DSM-5

O DSM-5 realizou uma tentativa corajosa de combinar o método categórico tradicional de diagnosticar Transtornos da Personalidade com um método dimensional novo e inovador. A intenção é louvável, mas o resultado foi um fracasso e precisou ser relegado à Seção 3 do DSM-5, para diagnósticos e outros materiais que requerem mais estudo.

Vantagens dos Sistemas Dimensionais

Os números dimensionais são mais precisos do que nomes categóricos na descrição de fenômenos contínuos (como Transtornos da Personalidade, que se misturam imperceptivelmente com a normalidade, com outros transtornos mentais e entre eles mesmos). A falta de limites claros cria um sistema categórico de diagnósticos de personalidade desajeitado e impreciso. Muitas informações ficam perdidas quando somos forçados a classificar como preto ou branco algo que é um tom de cinza intermediário. O diagnóstico de personalidade dimensional atrai há tempos porque números são mais precisos do que nomes para descrever qualquer coisa (como um Transtorno da Personalidade) com limitações claras, uma distribuição contínua e a habilidade de serem reduzidos a descrições numéricas. Justamente por isso usamos dimensões (e não nomes) para descrever QI, altura e peso. E acabamos amando tanto computadores, porque eles processam números para modelar o mundo.

Vantagens dos Sistemas Categóricos

As pessoas também adoram nomes. Distinções categóricas têm a vantagem de ser mais vívidas, mais familiares e mais capazes de abstrair uma característica do todo. As categorias refletem como a maioria das pessoas – e quase todos os médicos – pensa.

O Sistema Híbrido Proposto pelo DSM-5

Tentando tirar vantagem de ambos os métodos, o Grupo de Trabalho responsável pela seção de Personalidade e Transtornos da Personalidade do DSM-5 criou um modelo híbrido de diagnóstico que, em vez disso, conseguiu combinar as piores características de ambos os modelos. Era uma ideia grandiosa, mas sua execução fracassou. O sistema incluso na Seção 3 do DSM-5 não foi testado, é difícil e pouco prático – não é aceitável para pessoa alguma, exceto para seu pequeno grupo de criadores. Ele não serve a qualquer propósito clínico ou de pesquisa útil.

CAPÍTULO 12

■ Transtornos do Controle de Impulsos

NESTE CAPÍTULO:

- Transtorno do Jogo
- CUIDADO: O Conceito de Comportamentos Aditivos
- Transtorno Explosivo Intermitente
- CUIDADO: Diagnóstico de Transtorno Explosivo Intermitente
- Piromania
- Cleptomania
- Transtorno do Controle de Impulsos Não Especificado
- CUIDADO: Evitando o Uso Forense do Transtorno do Controle de Impulsos Não Especificado

■ 312.31/F63.0 TRANSTORNO DO JOGO

Pergunta de Rastreamento

"Com que frequência você joga?"

Protótipo Diagnóstico

O jogo controla a pessoa, em vez de o contrário. Ela não consegue ficar satisfeita e precisa aumentar as apostas e os riscos para sentir renovada emoção (há desenvolvimento de "tolerância"). Por causa dos sintomas de abstinência, irritabilidade, inquietação, ansiedade e tristeza ("abstinência"), o jogador não pode esperar para ter mais ação.

A pessoa se sente forçada a continuar apostando, apesar do fato de não ser mais tão divertido quanto era ("uso compulsivo"). Ela continua a apostar desenfreadamente, apesar do terrível mal que isso provoca em suas finanças, sua família, seu trabalho, seu estado legal e no autorrespeito.

**CUIDADO:
O Conceito de Comportamentos Aditivos**

O DSM-5 concede ao Transtorno do Jogo a honra de sua própria seção como primeiro Comportamento Aditivo. No entanto, optei por manter o Transtorno do Jogo em seu lugar tradicional entre os Transtornos do Controle de Impulsos. A criação de uma categoria especial para os Comportamentos Aditivos tem o potencial de abrir a Caixa de Pandora para os Comportamentos Aditivos Não Especificados. Posso imaginar que isso leve à expansão da psiquiatria para dar conta de uma ampla variedade de prazeres e paixões que deveriam ficar longe do seu escopo: compras, internet, *videogames*, sexo, exercício, coleções, banhos de sol e talvez até maquetes de trens. (Para mais detalhes, veja o quadro de Cuidado sobre esse tópico no Capítulo 9.)

Diagnóstico Diferencial:
Considere as Seguintes Condições

- **Jogo recreativo.** A pessoa ainda se diverte apostando e mantém isso sob controle, sem se envolver em problemas graves.
- **Jogo profissional.** O motivo é o lucro, e o método é racional e cuidadosamente disciplinado.
- **Episódio Maníaco.** O jogo é uma atividade impulsiva liberada durante um episódio.

Dica Diagnóstica

- **Semelhança com dependência de drogas psicoativas.** A descrição do Transtorno do Jogo é semelhante à descrição da Dependência de Substância. Ambos têm padrões de tolerância, abstinência, uso compulsivo e consequências adversas. O que começou como recreação se tornou uma preocupação infeliz e uma compulsão.

312.34 / F63.81 TRANSTORNO EXPLOSIVO INTERMITENTE

Pergunta de Rastreamento
"Você fica agressivo quando fica nervoso?"

Protótipo Diagnóstico
O indivíduo tem períodos de ataques de raiva descontrolada em que machuca outras pessoas ou destrói propriedade alheia. A agressividade é desproporcional – muito maior do que faz sentido, dada a provocação.

Diagnóstico Diferencial: Considere as Seguintes Condições

- **Outro transtorno mental.** O Transtorno Explosivo Intermitente é apenas uma categoria residual; ele não deve ser usado se o comportamento agressivo for uma característica associada de qualquer outro diagnóstico de transtorno mental.
- **Um transtorno neurológico.** Encaminhe o paciente para avaliação e exame.
- **Simples comportamento criminoso.** Não está relacionado a um transtorno mental ou psiquiátrico.
- **Agressão intencional.** A pessoa está motivada por vingança ou honra.
- **Raiva normal do cotidiano.** Os ataques não causam sofrimento ou comprometimento clinicamente significativos.
- **Simulação.** A pessoa está tentando evitar o enfrentamento das consequências de suas ações.

Dicas Diagnósticas

- **Outros transtornos mentais.** O comportamento agressivo não é comum, mas pode ocorrer como parte de muitos episódios e transtornos psiquiátricos: Episódios Depressivos Maiores, Episódios Maníacos, Esquizofrenia, Transtornos por Uso de Substância, *Delirium*, Demência, Transtorno da Personalidade Antissocial, Transtorno da Conduta, Transtorno da Personalidade *Borderline* e outros. Quando qualquer desses transtornos está presente, leva a prioridade diagnóstica, e um diagnóstico separado de Transtorno Explosivo Intermitente é desnecessário.
- **O limite entre a psiquiatria e a lei.** Às vezes (provavelmente de maneira muito rara), o Transtorno Explosivo Intermitente pode fazer sentido

como um diagnóstico em cenários de saúde mental, mas nunca pode fazer sentido em procedimentos legais como desculpa ou isenção de culpa pela perpetração de um comportamento agressivo prejudicial.

> **CUIDADO:**
> **Diagnóstico de Transtorno Explosivo Intermitente**
>
> Eu não estou convencido de que o Transtorno Explosivo Intermitente tenha mérito como transtorno mental e tenho dúvidas quanto a sua inclusão no DSM. Certamente, o diagnóstico jamais deveria ser feito até que todas as outras explicações fossem consideradas com cuidado e descartadas. Ele também é inerentemente questionável e não deve ser usado em procedimentos forenses. Estimativas de sua prevalência em estudos epidemiológicos provavelmente serão insignificantes.

■ 312.33/F63.1 PIROMANIA

Pergunta de Rastreamento

"Você começa incêndios?"

Protótipo Diagnóstico

A pessoa ama tudo o que diz respeito a incêndios e sente muito prazer em dar início e assistir a um, ajudar a apagar e observar o que acontece depois.

Diagnóstico Diferencial: Considere as Seguintes Condições

- **Incêndio criminoso.** O objetivo de iniciar o incêndio é coletar o seguro, e não o prazer de iniciá-lo.
- **Incêndio como ato político ou terrorista.**
- **Incêndio para encobrir algo.** A pessoa está destruindo evidências de outro crime.
- **Incêndio por vingança.** A pessoa está agindo para se vingar.
- **Incêndio secundário a outro transtorno mental.**
- **Experimentação infantil.** Brincar com fogo ainda não se estabeleceu como um padrão completo da Piromania.

Dicas Diagnósticas

- **Evitando o excesso de diagnóstico.** Com avaliação cuidadosa, vê-se que a maior parte do envolvimento com fogo tem outras motivações compreensíveis, não devendo ser considerado evidência de um transtorno mental.
- **Outros episódios e transtornos mentais em que o envolvimento com fogo ocorre.** Eles incluem: Transtorno do Desenvolvimento Intelectual, *Delirium*, Demência, Transtornos por Uso de Substância, Esquizofrenia, Episódios Maníacos, Transtorno da Personalidade Antissocial e Transtorno da Conduta.

312.32/F63.3 CLEPTOMANIA

Pergunta de Rastreamento

"Você furta coisas?"

Protótipo Diagnóstico

Pessoas com Cleptomania furtam coisas das quais não precisam por motivos que não conseguem explicar, mas sentem prazer ao fazê-lo e alívio posterior.

Diagnóstico Diferencial: Considere as Seguintes Condições

- **Roubo por ganho.** Dá conta da vasta maioria dos ladrões.
- **Roubo secundário a outro transtorno mental.**
- **Roubo devido a desinibição induzida por substância.**
- **Roubo por vingança.**
- **Roubo adolescente.** A pessoa está agindo por um desafio, em um grupo, por diversão ou para acabar com o tédio.

Dica Diagnóstica

- **Lucro *versus* transtorno mental.** A maioria dos ladrões de lojas está nessa pelos bens, e não pela emoção. Pessoas com Cleptomania, diferentemente, tomam coisas que não querem ou das quais não precisam e com frequência encontram um meio rápido de se livrar delas.

■ 312.30/F63.9 TRANSTORNO DO CONTROLE DE IMPULSOS NÃO ESPECIFICADO

CUIDADO:
Evitando o Uso Forense do Transtorno do Controle de Impulsos Não Especificado

A categoria Transtorno do Controle de Impulsos Não Especificado está sendo utilizada de forma inadequada em situações forenses. **Não use essa categoria com muita liberdade para qualquer bobagem que alguém faça.** Existe muita impulsividade neste mundo, sendo que a maioria não deve ser considerada um transtorno mental. Essa é uma categoria residual e questionável que provavelmente não tenha significado.

CAPÍTULO 13
■ Transtornos Alimentares

NESTE CAPÍTULO:

- Anorexia Nervosa
- Bulimia Nervosa
- Transtorno de Compulsão Alimentar
- CUIDADO: Transtorno de Compulsão Alimentar
- Transtorno Alimentar Não Especificado
- CUIDADO: Transtorno Alimentar Restritivo/Evitativo

■ 307.1 / F50.00   ANOREXIA NERVOSA

Pergunta de Rastreamento

"Você se sente gorda, apesar de outras pessoas a acharem muito magra?"

Protótipo Diagnóstico

Ela pesa muito menos do que deveria, mas ainda se sente desproporcionalmente gorda. Morre de medo de engordar ainda mais se não tiver muito cuidado e contar cada caloria. Recusa-se a manter um peso corporal seguro, empregando estratégias variadas, como dieta rígida, exercício excessivo e purgação com vômito e laxantes. A perda de peso é extrema, fazendo-a parecer mais uma vítima de um campo de concentração, e frequentemente pondo em risco sua saúde. Mulheres param de menstruar. A vida praticamente se reduz à preocupação constante com a imagem corporal e com esforços frenéticos para evitar qualquer coisa que ajude a ganhar um peso bastante necessário.

Subtipos

- **Tipo Compulsão Alimentar Purgativa.** A perda de peso e a distorção da imagem corporal são acompanhadas por compulsão alimentar e purgação (vômito, laxantes, diuréticos ou enemas).
- **Tipo Restritivo.** A pessoa fica muito magra apenas com dieta e exercício.

Diagnóstico Diferencial: Considere as Seguintes Condições

- **Bulimia Nervosa.** A pessoa tem peso normal ou está acima do peso.
- **Perda de peso causada por doença médica.** Exemplos dessas doenças incluem câncer e hipertireoidismo.
- **Perda de peso causada por uso de substância.** Um exemplo é o uso de anfetaminas.
- **Perda de peso causada por outro episódio ou transtorno mental.** Exemplos incluem um Episódio Depressivo Maior, um Episódio Maníaco ou um Transtorno Psicótico.
- **Perda de peso causada por pobreza ou por hábitos alimentares ruins.**
- **Porte normalmente magro e preferências alimentares abstêmicas.** Não há distorção da imagem corporal nem perda de peso perigosa.

Dicas Diagnósticas

- **Imagem corporal.** Os principais fatores de diferenciação são a preocupação com a imagem corporal e o pavor de engordar.
- **Exame clínico.** Antes de fazer o diagnóstico, uma avaliação clínica cuidadosa é necessária para garantir que a perda de peso não seja causada por uma doença médica. Após a realização do diagnóstico, monitoramento médico cuidadoso é necessário para verificar complicações, visto que a Anorexia Nervosa pode ter alta taxa de mortalidade.
- **Fatores sexuais e culturais.** Esse diagnóstico é muito mais comum em mulheres e ocorre quase exclusivamente em culturas desenvolvidas e focadas em moda.
- **Início.** Normalmente na adolescência ou no início da vida adulta. Tenha cautela ao fazer o diagnóstico se o início for tardio, verificando cuidadosamente outras causas clínicas.
- **Comprimidos de dieta.** Avalie se o paciente tem um problema secundário de Dependência de Substância (p. ex., usar comprimidos de dieta ou drogas anfetamínicas).

307.51 / F50.2 BULIMIA NERVOSA

Pergunta de Rastreamento

"Você costuma perder o controle e acaba consumindo uma quantidade muito grande de alimento em um período muito curto de tempo?'

Protótipo Diagnóstico

Ela tem períodos de alimentação descontrolada, com o consumo de quantidades realmente enormes de comida. Então, tenta compensar sua indulgência por meio de ações compensatórias, como jejum extremo; exercícios em excesso; ou purgação por meio de vômito, laxantes, enemas ou diuréticos. Os excessos, as compensações pelos excessos e seu impacto na imagem corporal tornam-se preocupações constantes.

Subtipos

- **Purgativo.** A pessoa usa vômito, laxantes, enemas ou diuréticos para compensar o descontrole alimentar. Esse subtipo é mais comum e muito mais perigoso porque a purgação pode levar a muitas complicações médicas.
- **Não purgativo.** A pessoa usa apenas jejum ou exercícios como compensações.

Diagnóstico Diferencial: Descarte Estas Condições

- **Anorexia Nervosa.** A pessoa tem excessos alimentares e purgativos, mas está nitidamente abaixo do peso.
- **Transtorno de Compulsão Alimentar.** Não há comportamentos compensatórios, como os purgativos, os exercícios ou o jejum. Veja o quadro de Cuidado sobre esse transtorno a seguir.
- **Comer frequentemente em excesso.** Não existe comprometimento ou sofrimento clinicamente significativos.

Dicas Diagnósticas

- **Constrangimento.** Pessoas com Bulimia Nervosa tendem a ficar muito constrangidas tanto com a alimentação excessiva quanto com as coisas desesperadas que fazem para compensar. Você frequentemente precisa conhecê-las muito bem e entrevistá-las em profundidade antes que elas se abram. Informantes ajudam.

- **Comportamentos compensatórios.** O diagnóstico de Bulimia Nervosa requer comportamentos compensatórios. O DSM-5 introduziu um diagnóstico novo e controverso, Transtorno de Compulsão Alimentar, para pacientes que comem compulsivamente, mas que não apresentam os comportamentos compensatórios. Outra vez, para ter mais informações, veja o quadro de Cuidado a seguir.
- **Evitando o excesso de diagnóstico.** De tempos em tempos, quase todos comem excessivamente e tentam compensar de um jeito ou de outro. Você deve reservar esse diagnóstico para aqueles que o fazem repetidamente, sentem-se fora de controle e estão se envolvendo em problemas.
- **Excessos eventuais *versus* costumeiros.** Os excessos são periódicos e concentrados; isso não é o mesmo que a alimentação excessiva regular e costumeira. Obesidade não é considerada um transtorno mental.
- **Indulgência excessiva ocasional.** Todos têm uma indulgência excessiva ocasional estimulada por feriados e bufês do tipo "coma o quanto puder". Isso não conta como compulsão alimentar.
- **Comprimidos de dieta.** Como na Anorexia Nervosa, algumas pessoas com Bulimia Nervosa desenvolvem Dependência de Substância secundária. Verifique o uso de comprimidos de dieta ou de outras substâncias para controlar peso.
- **Relação com a Anorexia Nervosa.** As pessoas podem oscilar entre Anorexia Nervosa (Tipo Compulsão Alimentar Purgativa) e Bulimia Nervosa. Torne o diagnóstico apropriado para seu peso atual.

■ 307.51 / F50.8 TRANSTORNO DE COMPULSÃO ALIMENTAR

O Transtorno de Compulsão Alimentar é o mais controverso entre os novos diagnósticos do DSM-5, e recomendo evitar seu uso. Veja o quadro de Cuidado a seguir.

CUIDADO: Transtorno de Compulsão Alimentar

No DSM-5, o Transtorno de Compulsão Alimentar foi movido dos diagnósticos incluídos para mais estudos para a parte principal (Seção 2) do manual. Eu me preocupo com a possibilidade de tal diagnóstico ser utilizado em excesso na prática clínica. Sou fortemente contra seu uso. O Transtorno de Compulsão Alimentar foi criado para diagnosticar pessoas que têm excessos alimentares recorrentes, mas que não apresentam atividades compensatórias, como vômito e uso de laxantes, vistos na Bulimia Nervosa. O problema é que o excesso alimentar é um lugar comum na experiência humana, e não necessariamente (ou normalmente) um transtorno mental. Esse diagnóstico pode se tornar com facilidade o mais comum na psiquiatria, apesar de ter havido pouquíssima pesquisa sobre como ele deve ser definido ou analisado, sobre suas implicações para o tratamento e sobre os riscos e benefícios de aplicá-lo a determinado paciente. Na rara situação clínica em que parece necessário, esse diagnóstico pode ser codificado como Transtorno Alimentar Não Especificado.

■ 307.50/F50.9 TRANSTORNO ALIMENTAR NÃO ESPECIFICADO

Use o Transtorno Alimentar Não Especificado quando um diagnóstico for definitivamente requerido para alguém que não se encaixe nos critérios para Anorexia Nervosa ou Bulimia Nervosa, mas que ainda tenha comprometimento clinicamente significativo. Eu também recomendo usar o diagnóstico Não Especificado não apenas para o Transtorno de Compulsão Alimentar (veja o quadro de Cuidado anterior) como também para outro diagnóstico novo controverso, o Transtorno Alimentar Restritivo/Evitativo (veja o quadro de Cuidado adiante).

CUIDADO: Transtorno Alimentar Restritivo/Evitativo

O DSM-5 acrescentou o Transtorno Alimentar Restritivo/Evitativo para descrever pessoas que estão particularmente desinteressadas em comer ou têm restrições ou fobias em suas escolhas alimentares. Em decorrência disso, elas também devem sofrer perda de peso, deficiência nutricional ou problemas sociais. Há dois problemas com esse diagnóstico: ele se aproxima de diferenças e preferências individuais comuns e normais (p. ex., alimentação metódica) e recebeu muito pouco estudo para se qualificar oficialmente como um diagnóstico de transtorno mental. Nas raras situações em que for usado, um código de Transtorno Alimentar Não Especificado será o suficiente.

CAPÍTULO 14
Transtornos do Sono-Vigília

NESTE CAPÍTULO:

- Transtorno de Insônia
- Transtornos do Sono-Vigília do Ritmo Circadiano
- Transtorno de Hipersonolência
- Apneia do Sono Não Especificada
- Transtornos de Despertar do Sono Não REM
- Transtorno do Pesadelo
- Transtorno Comportamental do Sono REM
- Transtorno do Sono-Vigília Induzido por Substância
- Insônia Devida a Outra Condição Médica (Indique a Condição Médica)
- Hipersonia Devida a Outra Condição Médica (Indique a Condição Médica)
- Insônia Não Especificada
- Hipersonia Não Especificada
- Transtorno do Sono-Vigília Não Especificado

■ 307.42/F51.01 TRANSTORNO DE INSÔNIA

Pergunta de Rastreamento

"Você tem problemas para dormir?"

Protótipo Diagnóstico

A pessoa não consegue obter uma quantidade satisfatória de sono. Ela pode ter problemas para pegar no sono ou pode acordar muito cedo, bem como ter o sono cortado no meio da noite, despertando muitas vezes ou se mexendo e se virando com frequência. No dia seguinte, a pessoa está irritável, cansada e sonolenta, além de não conseguir pensar com clareza. O trabalho e os relacionamentos ficam prejudicados. A pessoa teme a hora de dormir e fica cada vez mais convencida de que jamais terá outra boa noite de sono.

Diagnóstico Diferencial: Considere as Seguintes Condições

- **Padrão normal de "dormir pouco".** Algumas pessoas têm sorte e não precisam dormir muito.
- **Paciente que se força a ficar acordado.** A pessoa poderia dormir mais caso se permitisse.
- **Sono problemático normal.** Esse é o tipo que a maioria de nós tem, especialmente se não temos tempo e relaxamento o bastante para permitir que a natureza siga seu rumo. É irritante, sem dúvida, mas não causa sofrimento ou comprometimento clinicamente significativos.
- **Problemas com os arredores.** Por exemplo, o ambiente é muito barulhento.
- **Má higiene do sono.** Por exemplo, a pessoa tira muitos cochilos durante o dia ou se exercita antes de dormir.
- **Transtorno de Hipersonolência.** Sonolência durante o dia ocorre apesar da quantidade adequada de sono à noite.
- **Transtorno do Sono-Vigília do Ritmo Circadiano.** A insônia está relacionada a sono fora de sincronia.
- **Apneia do Sono.** Considere esse diagnóstico especialmente em idosos e obesos.
- **Uso ou abstinência de substância.** Esse é um fator causal muito comum da insônia.
- **Outro transtorno mental.** A insônia é um fator associado para tantos transtornos mentais que não precisa ser codificada em separado, a menos que se torne particularmente proeminente e seja o foco de atenção clínica especial.
- **Um distúrbio médico.** Exemplos desses transtornos incluem insuficiência cardíaca e hipertireoidismo.

Dicas Diagnósticas

- **Variação individual.** Como em tudo na vida, existe grande variação nas necessidades de sono, e não existe um padrão claro para separar o Transtorno do Sono dos problemas de sono comuns que todos temos.
- **Envelhecimento.** Como a maioria das habilidades, o sono se deteriora com a idade. Não é realista pensar em manter o mesmo tipo de sono imperturbável de um bebê por todo o ciclo de vida. Os padrões para o que se considera "normal" precisam ser ajustados para a idade.
- **Gravidade.** Para ser considerado um Transtorno de Insônia, a dificuldade do sono precisa ocorrer com frequência e causar sofrimento significativo e/ou comprometimento considerável.
- **Duração.** Problemas transitórios de sono são tão comuns que não contam para um diagnóstico de Transtorno de Insônia. Os problemas de sono devem ser persistentes e perdurar por muitos meses.
- **Higiene do sono.** Os problemas frequentemente melhoram com simples conselhos sobre como desenvolver hábitos de sono mais saudáveis.
- **Condicionamento negativo.** Vários ciclos se desenvolvem quando as pessoas ficam ansiosas quanto a pegar no sono e negativamente condicionadas, sobretudo em suas próprias camas. Evidência disso: a pessoa acha mais fácil dormir quando está longe de seu ambiente normal de sono (p. ex., em um quarto de hotel ou em outra parte da casa).
- **Uso de substância.** Nunca diagnostique Transtorno de Insônia primário antes de descartar o possível papel de outras substâncias. A cafeína é uma das grandes culpadas, mas álcool, drogas recreativas e medicamentos prescritos não ficam muito atrás.
- **Comprimidos para dormir.** Apesar de poderem ajudar em uma noite isolada, seu uso em doses altas, regular e prolongado pode tornar o Transtorno de Insônia mais grave e crônico.
- **Problemas médicos.** Doenças podem causar insônia de diversas maneiras: produzindo dor ou desconforto; por um efeito central direto no cérebro (como no *Delirium*); ou por ativação geral (como no hipertireoidismo). Um exame médico é uma parte útil do tratamento.
- **Exame de sono em laboratório.** Pode-se realizar um exame se a fonte do Transtorno de Insônia não puder ser encontrada e os problemas de sono continuarem graves e persistentes apesar das intervenções. Um achado interessante desse tipo de exame é que as pessoas costumam dormir muito melhor do que elas pensam.

■ TRANSTORNO DO SONO-VIGÍLIA DO RITMO CIRCADIANO

307.45 / G47.21 Tipo Fase do Sono Atrasada
307.45 / G47.22 Tipo Fase do Sono Avançada
307.45 / G47.23 Tipo Sono-Vigília Irregular
307.45 / G47.24 Tipo Sono-Vigília Não de 24 Horas
307.45 / G47.26 Tipo Trabalho em Turnos
307.45 / G47.20 Tipo Não Especificado

Pergunta de Rastreamento

"Você tem um padrão de sono muito irregular?"

Protótipo Diagnóstico

A pessoa não consegue pegar no sono quando deveria e tem problemas para ficar acordada quando precisa. O mais comum é que isso ocorra com pessoas que precisam trabalhar à noite ou que estão sempre mudando de turno, impedindo-as de estabelecer um padrão de sono regular. Os problemas do sono circadiano também preocupam pessoas cujo trabalho as faz mudar de fuso horário mais rápido do que seu cérebro consegue processar. Outras sofrem desses problemas devido a uma desconexão entre seu relógio interno e as exigências de sua vida. As pessoas "noturnas" adoram ficar acordadas até altas horas, mas podem ter problemas para trabalhar no dia seguinte. As "diurnas" e que acordam cedo podem ir dormir na hora do jantar e acabar acordando no meio da noite – completamente sozinhas, mas alertas e prontas para ação. Algumas pessoas, especialmente ao envelhecer, perdem sua capacidade de manter um ritmo regular de sono à noite.

Diagnóstico Diferencial: Considere as Seguintes Condições

- **Um padrão irregular do sono que está dentro de limites normais.** O padrão de sono não está causando sofrimento ou comprometimento clinicamente significativos.
- **Problemas com os arredores ou com a higiene do sono.** Há um ambiente barulhento, cochilos diários excessivos ou muito trabalho/estudo à noite, por exemplo.
- **Outro Transtorno do Sono-Vigília.** As possibilidades incluem Transtorno de Insônia, Transtorno de Hipersonolência e Apneia do Sono.
- **Uso ou abstinência de substância.**

- **Outro episódio ou transtorno mental.** Exemplos incluem um Episódio Maníaco, um Episódio Depressivo Maior e Esquizofrenia.

Dicas Diagnósticas

- **Gravidade e duração.** Esse diagnóstico não deve ser feito para alguém que tenha alguns dias de *jet lag*, após longa viagem internacional. O padrão de sono cortado deve ser grave e persistente, além de causar sofrimento ou comprometimento clinicamente significativos.
- **Uso de substância.** Estimulantes, especialmente se combinados com tranquilizantes, podem destruir o padrão do sono, fazendo o dia parecer noite e a noite parecer dia.

■ 780.54 / G47.10 TRANSTORNO DE HIPERSONOLÊNCIA

Pergunta de Rastreamento

"Você precisa dormir mais do que a maioria das pessoas?"

Protótipo Diagnóstico

A pessoa tem 9 ou 10 horas de sono por noite, mas continua se sentindo cansada e precisa tirar cochilos ao longo do dia.

Diagnóstico Diferencial: Descarte Estas Condições

- **Muito trabalho/estudo à noite.** Dormir muito pouco à noite é a causa mais comum de cansaço ao longo do dia.
- **Padrão de sono naturalmente longo.** Essas pessoas não têm comprometimento ou sofrimento clinicamente significativos.
- **Transtorno de Insônia ou Transtorno do Sono-Vigília do Ritmo Circadiano.** A pessoa se sente sonolenta durante o dia porque não consegue dormir o bastante à noite.
- **Um Transtorno Depressivo primário.** Pode causar letargia e aumento da necessidade de sono.
- **Uso ou abstinência de substância.** Exemplos incluem abstinência de estimulantes ou de cafeína.
- **Uma doença médica.** Exemplos incluem hipotireoidismo e tumor no cérebro.

Dicas Diagnósticas

- **Variação individual.** Algumas pessoas precisam de mais sono do que outras, mas funcionam muito bem e não precisam de um diagnóstico.
- **Diferenças de gênero.** As mulheres tendem a precisar de mais sono do que os homens.
- **Perigo.** A Hipersonolência pode constituir risco de vida, levando a acidentes de carro ou outros. Aconselhe o paciente a reduzir sua exposição a atividades arriscadas até que o Transtorno de Hipersonolência esteja sob controle.

■ 780.57 / G47.30 APNEIA DO SONO NÃO ESPECIFICADA

Para orientação sobre a codificação de outros tipos de Apneia do Sono, veja a página de Recursos para Códigos.

Pergunta de Rastreamento

"Você ronca bastante, acorda muito à noite e se sente cansado no dia seguinte?"

Protótipo Diagnóstico

Algumas pessoas com diversos tipos de Apneia do Sono têm dificuldades respiratórias proeminentes durante o sono, com ronco alto, respiração entrecortada, longos períodos sem respirar e despertar frequente (às vezes com falta de ar). Outras com esses transtornos não exibem os mesmos problemas respiratórios, mas despertam na mesma medida. A Apneia do Sono é uma causa da falta de descanso no sono e da sonolência diurna.

Diagnóstico Diferencial: Considere as Seguintes Condições

- Outro Transtorno do Sono-Vigília atual.
- Um transtorno neurológico ou outro transtorno clínico.
- Uso de medicamento ou de outra substância.

Dica Diagnóstica

- **Estado da Apneia do Sono.** A Apneia do Sono não é um transtorno mental. Ela está inclusa aqui apenas porque frequentemente faz parte do diagnóstico diferencial dos Transtornos do Sono-Vigília. Há achados laboratoriais característicos que confirmam o diagnóstico.

■ TRANSTORNOS DE DESPERTAR DO SONO NÃO REM

307.46/F51.3 Tipo Sonambulismo
307.46/F51.4 Tipo Terror no Sono

Perguntas de Rastreamento

Para um pai: "Seu filho anda ou conversa dormindo, ou tem terror no sono?"

Para um paciente adulto: "Alguém já lhe disse que você anda ou conversa dormindo, ou tem terror no sono?"

Protótipo Diagnóstico

O sonambulismo e o sonilóquio são mais comuns em crianças pequenas, que frequentemente os superam. Em geral, eles ocorrem no início do ciclo do sono e duram apenas alguns minutos; as crianças acordam de manhã sem sonhos ou memória do evento.

Diagnóstico Diferencial: Considere a Seguinte Condição

- **Despertar do sono dentro de limites normais.** Não causa sofrimento ou comprometimento clinicamente significativos.

Dica Diagnóstica

- **Evitando o excesso de diagnóstico.** Muitas crianças têm episódios ocasionais de sonambulismo ou de sonilóquio, os quais não apresentam significado clínico.

■ 307.47/F51.5 TRANSTORNO DO PESADELO

Pergunta de Rastreamento

"Você sofre de pesadelos?"

Protótipo Diagnóstico

A pessoa tem pesadelos que representam eventos terríveis de maneira frequente e persistente. Ela acorda lembrando vividamente o conteúdo do sonho e teme voltar a dormir. Os pesadelos em geral ocorrem durante o sono REM na última parte do ciclo do sono noturno.

Diagnóstico Diferencial: Descarte Estas Condições

- **Os pesadelos que todos temos.** Os pesadelos devem ser frequentes e persistentes e devem causar graves problemas ou comprometimento do sono.
- **Terrores do sono.** Acontecem durante o sono não REM, no início do ciclo do sono, em uma criança que não consegue ser despertada facilmente e que depois não se recorda do sonho.
- **Transtorno de estresse pós-traumático (TEPT).** Tem prioridade diagnóstica.
- **Outro episódio ou transtorno mental.** Exemplos incluem *Delirium*, um Episódio Maníaco e Transtorno de Pânico.
- **Uso de substância.** Por exemplo, alucinógenos podem causar pesadelos.

Dicas Diagnósticas

- **Significância clínica.** Não costuma haver. Nas crianças, os pesadelos têm pouco impacto, e elas passam dessa fase espontaneamente.
- **Efeitos secundários.** Se houver significância clínica, ela vem do medo de dormir, da insônia e das consequências negativas disso.

■ 327.42 / G47.52 TRANSTORNO COMPORTAMENTAL DO SONO REM

Pergunta de Rastreamento

"Alguém já lhe disse que você faz coisas estranhas enquanto dorme?"

Protótipo Diagnóstico

A pessoa não sofre a paralisia comum do sono REM, permitindo-lhe agir conforme o sonho, com movimentos e vocalizações. Raramente, ela pode acabar machucando quem estiver dormindo ao lado. Os episódios seguem o padrão da atividade REM – começando 90 minutos depois de adormecer e ocorrendo com mais frequência na última parte da noite. Ao despertar, a pessoa normalmente consegue relatar o sonho ou outro comportamento aberrante.

Diagnóstico Diferencial: Considere as Seguintes Condições

- **Sem diagnóstico.** Comportamento perturbado ocorre durante o sono REM, mas nenhum mal é feito e ele não é clinicamente significativo.
- **Simulação.** A pessoa usa o Transtorno Comportamental do Sono REM como desculpa para abusar do cônjuge.

Dica Diagnóstica

- **Exames de laboratório.** Podem ser necessários para confirmar o diagnóstico, particularmente se houver consequências legais.

■ TRANSTORNO DO SONO-VIGÍLIA INDUZIDO POR SUBSTÂNCIA

291.82 Se Induzido por Álcool

292.85 Se Induzido por Qualquer Outra Substância (Indique a Substância)

Os códigos da CID-10-MC para Transtorno do Sono-Vigília Induzido por Substância são extremamente complexos. Veja a Conversão para os Códigos da CID-10-MC para ter acesso a uma seleção deles e consulte a página de Recursos para Códigos para obter orientações sobre os outros.

O Transtorno do Sono-Vigília Induzido por Substância é uma parte importante do diagnóstico diferencial para todos os transtornos primários do sono. Praticamente todos os que usam muitas substâncias têm algum problema de sono, pelo menos de tempos em tempos. Esse diagnóstico é dado apenas se o problema de sono for excepcionalmente proeminente e for o foco da atenção clínica. Pode ser difícil distinguir o Transtorno do Sono--Vigília Induzido por Substância da Insônia ou da Hipersonia Devida a Outra Condição Médica (veja a seguir) em um paciente que tem uma condição médica e que toma remédios para isso, visto que ambos podem prejudicar o sono. Dê ambos os diagnósticos, quando apropriado.

■ 327.01 / G47.01 INSÔNIA DEVIDA A OUTRA CONDIÇÃO MÉDICA (INDIQUE A CONDIÇÃO MÉDICA)

■ 327.14 / G47.14 HIPERSONIA DEVIDA A OUTRA CONDIÇÃO MÉDICA (INDIQUE A CONDIÇÃO MÉDICA)

Muitos problemas de sono são causados pelos efeitos de doenças médicas, ou diretamente no cérebro (como o *Delirium*), ou devido à dor e ao desconforto físico. A Insônia ou a Hipersonia Devidas a Outra Condição Médica é uma parte importante do diagnóstico diferencial para todos os Transtornos de Sono-Vigília primários. Um diagnóstico de Condição Médica é dado apenas se o problema de sono for excepcionalmente proeminente e for o foco da atenção médica.

■ 780.52 / G47.00 INSÔNIA NÃO ESPECIFICADA

■ 780.54 / G47.10 HIPERSONIA NÃO ESPECIFICADA

■ 780.59 / G47.9 TRANSTORNO DO SONO-VIGÍLIA NÃO ESPECIFICADO

Insônia Não Especificada, Hipersonia Não Especificada ou Transtorno do Sono-Vigília Não Especificado constituem uma categoria residual útil para apresentações clínicas que não são claras. Diagnósticos mais específicos e precisos podem exigir exames de sono em laboratório.

CAPÍTULO 15
■ Questões Sexuais e de Gênero

NESTE CAPÍTULO:

- Disforia de Gênero
- **CUIDADO:** Disforia de Gênero
- Disfunções Sexuais
  - Transtorno do Desejo Sexual Masculino Hipoativo
  - Transtorno Erétil
  - Ejaculação Precoce
  - Ejaculação Retardada
  - Transtorno do Interesse/Excitação Sexual Feminino
  - Transtorno do Orgasmo Feminino
  - Transtorno da Dor Gênito-pélvica/Penetração
  - Disfunção Sexual Induzida por Substância
  - Disfunção Sexual Devida a Outra Condição Médica (Indique a Condição Médica)
  - Disfunção Sexual Não Especificada
- Transtornos Parafílicos
  - Transtorno Pedofílico
  - Transtorno Exibicionista
  - Transtorno Voyeurista
  - Transtorno Frotteurista
  - Transtorno do Sadismo Sexual
  - Transtorno do Masoquismo Sexual

- Transtorno Fetichista
- Transtorno Transvéstico
- Transtorno Parafílico Não Especificado
- CUIDADO: Transtornos Parafílicos Rejeitados

DISFORIA DE GÊNERO

302.6/F64.2   **Disforia de Gênero em Crianças**
302.85/F64.1   **Disforia de Gênero em Adolescentes e Adultos**

CUIDADO: Disforia de Gênero

Muitos médicos e membros de grupos de defesa argumentam que questões relacionadas à escolha de gênero não devem nem ser incluídas no DSM-5 – que a escolha de gênero é uma questão de preferência pessoal, e não um transtorno mental. Eu concordo com eles. No entanto, outros médicos e membros de grupos de defesa discordam; eles argumentam (com razão) que um código pode ser necessário para dar apoio ao reembolso por tratamento médico, cirúrgico e psiquiátrico. Não existe uma resposta certa, mas uma coisa precisa ficar clara: a inclusão de Disforia de Gênero no DSM-5 não implica que a escolha de gênero seja, por si só, motivo adequado para diagnosticar um transtorno mental.

Pergunta de Rastreamento

"Você sente que nasceu no corpo do gênero errado?"

Protótipo Diagnóstico

A pessoa tem uma identificação transgênero, sofrendo desconforto em uma vida que, normalmente, combina com a anatomia com que ela nasceu. Isso se manifesta por desejos persistentes de pertencer ao sexo oposto, pela rejeição da natureza da anatomia, por travestismo e por assumir papéis do outro gênero. Em um adolescente ou adulto, também pode haver esforços para alterar a anatomia externa, clínica ou cirurgicamente, de modo a colocá-la de acordo com a identidade interna da pessoa.

DISFUNÇÕES SEXUAIS

302.71 / F52.0 Transtorno do Desejo Sexual Masculino Hipoativo

Pergunta de Rastreamento

"Você sente que seu desejo sexual é menor do que deveria?"

Protótipo Diagnóstico

Ele tem poucas fantasias ou nenhuma ou pouco ou nenhum interesse sexual, causando sofrimento ou dificuldades com o parceiro.

Diagnóstico Diferencial: Considere as Seguintes Condições

- **Disfunção Sexual Devida a Outra Condição Médica.** O exemplo mais evidente dessa condição é a deficiência de testosterona.
- **Disfunção Sexual Induzida por Substância.** Por exemplo, álcool, anti-hipertensivos e antidepressivos podem causar redução no desejo sexual.
- **Um Transtorno Depressivo primário.** Desejo sexual reduzido ocorre durante períodos de humor baixo.
- **Problemas de Relacionamento entre Parceiros.** A pessoa não tem um parceiro estimulante, ou há um conflito psicológico entre eles. Use o código V adequado (veja o Capítulo 18).
- **Desejo sexual baixo, no espectro de normalidade.**

Dicas Diagnósticas

- **Evitando o excesso de diagnóstico.** Há grande variação no que se considera normal, assim como grande variabilidade ao longo da vida.
- **Incompatibilidades.** O sofrimento pode decorrer da incompatibilidade de interesses sexuais entre o indivíduo e seu parceiro; é útil avaliar ambos.

302.72 / F52.21 Transtorno Erétil

Pergunta de Rastreamento

"Você costuma ter problemas para manter uma ereção?"

Protótipo Diagnóstico

Ele é incapaz de ter uma ereção adequada durante a atividade sexual, o que lhe causa sofrimento ou dificuldades com o parceiro.

Diagnóstico Diferencial: Considere as Seguintes Condições

- **Disfunção Sexual Devida a Outra Condição Médica.** Um exemplo dessa condição é o diabetes melito.
- **Disfunção Sexual Induzida por Substância.** Por exemplo, narcóticos podem causar problemas de ereção.
- **Outro transtorno mental.** Um exemplo seria o Transtorno Depressivo Maior.
- **Problemas de Relacionamento entre Parceiros.** A pessoa não tem um parceiro estimulante, ou há um conflito psicológico entre eles. Use o código V adequado.
- **Dificuldade normal para manter uma ereção.**

Dicas Diagnósticas

- **Evitando o excesso de diagnóstico.** Uma vez mais, há grande variação no que se considera normal, assim como grande variabilidade ao longo da vida.
- **Incompatibilidades.** O sofrimento pode decorrer da incompatibilidade de interesses sexuais com o parceiro; é útil avaliar ambos.
- **O "efeito Viagra®".** Propagandas da indústria farmacêutica do Viagra® e de medicamentos semelhantes podem criar expectativas irreais.

302.75/F52.4 Ejaculação Prematura (Precoce)

Pergunta de Rastreamento

"Você costuma ejacular logo ao iniciar a atividade sexual?"

Protótipo Diagnóstico

Ele tem repetidamente uma ejaculação rápida após a penetração, e isso lhe causa sofrimento ou dificuldades com o parceiro.

Diagnóstico Diferencial: Considere as Seguintes Condições

- **Disfunção Sexual Induzida por Substância.** A ejaculação prematura se deve aos efeitos diretos de uma substância (p. ex., abstinência de narcóticos).
- **Problemas de Relacionamento entre Parceiros.** A pessoa não tem um parceiro compatível, ou há um conflito psicológico entre eles. Uma vez mais, use o código V adequado.
- **Inexperiência normal.**
- **Falta de atividade sexual há muito tempo.**

Dicas Diagnósticas

- **Evitando o excesso de diagnóstico.** Uma vez mais, há grande variação no que se considera normal, assim como grande variabilidade ao longo da vida.
- **Inexperiência *versus* ejaculação prematura.** Não diagnostique Ejaculação Precoce se a pessoa ainda não teve a oportunidade de aprender a controlar.
- **Sexo com um parceiro novo ou após um longo período de abstinência sexual.** A ejaculação precoce é normal nessa situação, e não um transtorno mental. A ejaculação precoce deve ser persistente e causar comprometimento significativo para que se diagnostique Ejaculação Precoce.

302.74/F52.32 Ejaculação Retardada

Pergunta de Rastreamento

"Você leva muito tempo para alcançar o clímax durante a atividade sexual?"

Protótipo Diagnóstico

Ele tem ejaculação retardada ou ausente na maioria dos encontros sexuais.

Diagnóstico Diferencial: Considere as Seguintes Condições

- **Disfunção Sexual Devida a Outra Condição Médica.** Um exemplo de uma dessas condições é a hiperprolactinemia.
- **Disfunção Sexual Induzida por Substância.** Por exemplo, álcool e antidepressivos podem causar retardo ou ausência de ejaculação.
- **Outro transtorno mental.** Por exemplo, o retardo ou a ausência de orgasmo ocorrem apenas durante períodos de humor deprimido.

- **Problemas de Relacionamento entre Parceiros.** Ele não tem um parceiro compatível, ou há um conflito psicológico entre eles. Uma vez mais, use o código V adequado.
- **Ejaculação lenta normal, dada a idade e a situação.**

Dicas Diagnósticas

- **Evitando o excesso de diagnóstico.** Uma vez mais, lembre-se da ampla variedade do que é normal. Deve haver sofrimento clinicamente significativo antes de se diagnosticar Ejaculação Retardada.
- **Considere a idade.** A demora para ejacular aumenta com a idade.
- **Efeitos colaterais de medicamentos.** Por exemplo, antidepressivos e anti-hipertensivos podem causar o problema.

302.72/F52.22 Transtorno do Interesse/Excitação Sexual Feminino

Pergunta de Rastreamento

"Você sente que seu desejo sexual é menor do que deveria ou que é difícil ficar excitada?"

Protótipo Diagnóstico

Ela não fantasia nem se interessa muito por sexo, tendo dificuldades de se excitar. Isso lhe causa sofrimento ou problemas com o parceiro.

Diagnóstico Diferencial: Considere as Seguintes Condições

- **Disfunção Sexual Devida a Outra Condição Médica.** Exemplos de tais condições incluem diabetes, lúpus e câncer.
- **Disfunção Sexual Induzida por Substância.** Por exemplo, anti-hipertensivos e antidepressivos podem causar redução no desejo.
- **Um Transtorno Depressivo primário.** Desejo sexual reduzido ocorre durante períodos de humor baixo.
- **Problemas de Relacionamento entre Parceiros.** Ela não tem um parceiro estimulante, ou há um conflito psicológico entre eles. Use o código V adequado.
- **Interesse sexual normal baixo.**

Dicas Diagnósticas

- **Evitando o excesso de diagnóstico.** Como enfatizado para os homens, há grande variação no que se considera normal, assim como grande variabilidade ao longo da vida. Uma questão adicional para ter em mente em relação às mulheres é que as companhias farmacêuticas estão promovendo Disfunções Sexuais para vender comprimidos.
- **Outro "efeito Viagra®".** O sofrimento pode decorrer de uma incompatibilidade de interesses sexuais com um parceiro que, repentinamente, ficou mais interessado por sexo ao tomar Viagra® ou outro medicamento semelhante.

302.73/F52.31 Transtorno do Orgasmo Feminino

Pergunta de Rastreamento
"Você costuma ter dificuldades para atingir o orgasmo?"

Protótipo Diagnóstico
Ela não atinge o clímax ou demora muito tempo para tal, sendo que isso lhe causa sofrimento ou dificuldades com o parceiro.

Diagnóstico Diferencial: Considere as Seguintes Condições

- **Disfunção Sexual Devida a Outra Condição Médica.** Um exemplo dessa condição é o diabetes melito.
- **Disfunção Sexual Induzida por Substância.** Por exemplo, antidepressivos podem causar dificuldades para atingir o orgasmo.
- **Outro transtorno mental.** Por exemplo, Depressão Maior pode resultar em dificuldades para alcançar o orgasmo.
- **Problemas de Relacionamento entre Parceiros.** Ela não tem um parceiro estimulante, ou há um conflito psicológico. Uma vez mais, use o código V adequado.
- **Dificuldade normal para atingir o clímax.**

Dicas Diagnósticas

- **Evitando o excesso de diagnóstico.** Uma vez mais, há grande variação no que se considera normal, assim como grande variabilidade ao lon-

go da vida. Além disso, como notado anteriormente para o Transtorno do Interesse/Excitação Sexual Feminino, as companhias farmacêuticas estão promovendo Disfunções Sexuais para mulheres para vender comprimidos.
- **Contexto.** A mulher não tem experiência sexual ou um parceiro estimulante?
- **Outro "efeito Viagra®", revisitado.** O sofrimento pode decorrer da incompatibilidade de interesses sexuais com o parceiro.

302.76/F52.6   Transtorno da Dor Gênito-pélvica/Penetração

Pergunta de Rastreamento

"O sexo vaginal costuma doer?"

Protótipo Diagnóstico

Ela tem problemas para permitir a penetração devido a dor ou tensão vaginal.

Diagnóstico Diferencial: Considere as Seguintes Condições

- **Disfunção Sexual Devida a Outra Condição Médica.** Um exemplo dessa condição é uma infecção do trato urinário.
- **Disfunção Sexual Induzida por Substância.** Por exemplo, antagonistas do estrogênio podem causar dor ou tensão.
- **Transtorno de Sintomas Somáticos.** A dor é um de muitos sintomas somáticos.
- **Problemas de Relacionamento entre Parceiros.** Por exemplo, ela não tem um parceiro estimulante, ou há um conflito psicológico. Uma vez mais, use o código V adequado.
- **Dor ou desconforto normais.**

Dica Diagnóstica

- **Gravidade e duração.** Não use esse diagnóstico para dor leve, ocasional ou decorrente de falta de lubrificação ou sexo agressivo.

Disfunção Sexual Relacionada a Substância
291.89 Se Induzida por Álcool
292.89 Se Induzida por Qualquer Outra Substância (Indique a Substância)

Os códigos da CID-10-MC para Disfunção Sexual Induzida por Substância são extremamente complexos. Veja a Conversão para os Códigos da CID-10-MC para ter acesso a uma seleção deles e consulte a página de Recursos para Códigos para obter orientações sobre os outros.

Pergunta de Rastreamento
"O uso de drogas ou de álcool pode ter relação com seus problemas sexuais?"

Protótipo Diagnóstico
Os sintomas sexuais são causados por uma substância tomada recreativamente ou por um medicamento prescrito.

Diagnóstico Diferencial: Considere as Seguintes Condições
- **Outro transtorno mental.** O transtorno sexual é incidental ou não relacionado à substância ou à medicação.
- **Intoxicação ou Abstinência de Substância.** Os sintomas sexuais não são mais graves ou mais duradouros do que os que ocorrem em simples Intoxicação por Substância ou Abstinência.
- **Disfunção Sexual Devida a Outra Condição Médica.** Por exemplo, o hipotireoidismo pode causar dificuldade sexual.
- **Problemas sexuais normais induzidos por substância.** Os problemas sexuais não estão causando sofrimento ou comprometimento clinicamente significativos.
- **Uma Disfunção Sexual primária.**

Dicas Diagnósticas
- **Efeito colateral de medicamento.** Muitas pessoas tomam remédios que causam uma ou outra forma de dificuldade sexual. Sempre pesquise cuidadosamente a história de uso de medicamentos antes de presumir que

o transtorno sexual é primário. Antidepressivos são particularmente responsáveis nesse caso.
- **Cronologia.** O uso de substância ou de medicamento deve começar ou aumentar antes do início dos sintomas sexuais. A abstinência da substância deve resultar, em mais ou menos um mês, no desaparecimento ou na redução significativa dos sintomas.
- **Causas combinadas.** A Disfunção Sexual pode ser causada por uma combinação de doença médica ou psiquiátrica e dos medicamentos usados para tratá-la. Nesses casos, diagnostique ambos os fatores causais.

Disfunção Sexual Devida a Outra Condição Médica (Indique a Condição Médica)

608.89/N50.8	**Transtorno do Desejo Sexual Masculino Hipoativo Devido a Outra Condição Médica**
607.84/N52.9	**Disfunção Erétil Devida a Outra Condição Médica**
625.8/N94.89	**Transtorno do Interesse/Excitação Sexual Feminino Devido a Outra Condição Médica**
625.0/N94.1	**Transtorno da Dor Gênito-pélvica/Penetração Devido a Outra Condição Médica**

Especifique o código dependendo do tipo de Disfunção Sexual causado pela condição médica. Esses códigos foram abandonados pelo DSM-5, mas continuam sendo clinicamente úteis.

Pergunta de Rastreamento

"Seu problema sexual começou ou ficou pior no mesmo período em que você ficou doente ou começou a tomar o medicamento?"

Protótipo Diagnóstico

Os sintomas sexuais são causados pelos efeitos físicos de uma doença médica.

Diagnóstico Diferencial: Considere as Seguintes Condições

- **Uma Disfunção Sexual primária.** O uso de substância é incidental, não relacionado ou secundário a depressão.

- **Intoxicação ou Abstinência de Substância.** Os sintomas não são mais graves ou mais duradouros do que os esperados em simples Intoxicação por Substância ou Abstinência.
- **Dificuldade sexual normal associada com doença.** Não está associada com comprometimento ou sofrimento clinicamente significativos.

Dicas Diagnósticas

- **Cronologia.** A doença médica deve começar antes do início dos sintomas sexuais, e melhoras nessa doença médica devem resultar no desaparecimento ou na redução significativa dos sintomas.
- **Idade.** Em pessoas mais velhas, deve-se suspeitar bastante do envolvimento de uma doença médica.
- **Exames médicos e de laboratório.** Indica-se um exame médico completo antes que se possa determinar se a Disfunção Sexual é primária ou está relacionada a uma condição médica.

302.70/F52.9 Disfunção Sexual Não Especificada

O diagnóstico de Disfunção Sexual Não Especificada é particularmente útil quando não se sabe se a Disfunção Sexual é primária ou o resultado do uso de substância ou de uma condição médica (ou uma combinação).

■ TRANSTORNOS PARAFÍLICOS

302.2/F65.4	**Transtorno Pedofílico**
302.4/F65.2	**Transtorno Exibicionista**
302.82/F65.3	**Transtorno Voyeurista**
302.89/F65.81	**Transtorno Frotteurista**
302.84/F65.52	**Transtorno do Sadismo Sexual**
302.83/F65.51	**Transtorno do Masoquismo Sexual**
302.81/F65.0	**Transtorno Fetichista**
302.3/F65.1	**Transtorno Transvéstico**
302.9/F65.9	**Transtorno Parafílico Não Especificado**

Pergunta de Rastreamento

"Você tem fantasias sexuais perturbadoras? Ou você já se meteu em apuros devido ao seu comportamento sexual?"

Protótipo Diagnóstico Geral para o Grupo

Ele tem fantasias sexuais, necessidades e comportamentos anormais que são persistentes, fortes e repetidos. Eles são sua maneira preferida ou requerida de se excitar sexualmente, sendo perturbadores ou afetando negativamente sua vida. Também não pode haver uma explicação melhor para os comportamentos (p. ex., simples criminalidade oportunista, desinibição devido ao uso de substância ou mau julgamento resultante de Transtorno do Desenvolvimento Intelectual ou Esquizofrenia). Transtornos Parafílicos ocorrem quase exclusivamente em homens.

Protótipo Específico para Cada Transtorno Parafílico

O indivíduo deve se encaixar na descrição apresentada de uma das maneiras descritas adiante.

302.2 / F65.4 Transtorno Pedofílico

Ele prefere ou requer contato sexual com crianças pré-púberes para se excitar. A pessoa deve ter pelo menos 16 anos e, no mínimo, 5 anos a mais que a criança.

302.4 / F65.2 Transtorno Exibicionista

Ele prefere ou requer expor seus órgãos sexuais a estranhos para se excitar, talvez combinado a masturbação.

302.82 / F65.3 Transtorno Voyeurista

Ele prefere ou requer espiar estranhos quando eles estão fazendo sexo ou se despindo, talvez combinado a masturbação.

302.89 / F65.81 Transtorno Frotteurista

Ele prefere ou requer se esfregar em estranhos em locais cheios para se excitar.

302.84 / F65.52 Transtorno do Sadismo Sexual

Ele prefere ou requer infligir dor ou humilhação como condição para a excitação sexual.

302.83 / F65.51 Transtorno do Masoquismo Sexual

Ele prefere ou requer receber dor ou humilhação como condição para a excitação sexual.

302.81 / F65.0 Transtorno Fetichista

Ele prefere ou requer o uso de objetos fetichistas (calcinhas, sutiãs, meias, sapatos) como deixa para a excitação sexual.

302.3 / F65.1 Transtorno Transvéstico

Ele é um homem heterossexual que prefere ou requer travestismo como forma de se excitar sexualmente.

302.9 / F65.9 Transtorno Parafílico Não Especificado

Veja as dicas diagnósticas e o quadro de Cuidado a seguir com comentários sobre o frequente mau uso do Transtorno Parafílico Não Especificado nas avaliações forenses.

Diagnóstico Diferencial:
Considere as Seguintes Condições para o Grupo

- Comportamento nos limites da excitação sexual.
- **Comportamento criminoso oportunista.** O comportamento não é preferido nem obrigatório (p. ex., as vítimas crianças são escolhidas porque estavam disponíveis e não tinham como se defender).
- **Desinibição devida ao uso de substância.** O comportamento ocorre enquanto a pessoa está sob a influência de uma substância, não sendo preferido nem obrigatório.
- **Desinibição devida a Transtorno do Desenvolvimento Intelectual.**
- **Desinibição devida a Demência.**
- **Desinibição devida a Episódio Maníaco, Esquizofrenia ou outro episódio ou transtorno mental.**

Dicas Diagnósticas

- **Os limites do que é "normal".** Existe grande variação do que é "normal" nas práticas sexuais. A definição do que se considera "anormal" *versus* o que se considera aceitável no comportamento sexual difere enormemente ao longo do tempo e entre culturas.
- **Potencial mau uso.** A psiquiatria deve ficar longe dos quartos ou do sistema legal a menos que haja um bom motivo para realizar um diagnóstico de transtorno mental.
- **Desvio sexual como um aspecto de outras condições.** Comportamentos sexuais anormais ocasionais que fazem parte de crimes oportunistas, desinibição por uso de substância, outro transtorno mental ou Transtorno do Desenvolvimento Intelectual não devem contar para um diagnóstico de Transtorno Parafílico.
- **Transtorno Pedofílico.** É importante restringir o diagnóstico de Transtorno Pedofílico a homens que sintam uma necessidade recorrente, intensa e obrigatória por crianças pré-púberes como objeto de excitação sexual. Esses homens devem ser distinguidos de simples criminosos que usam oportunamente crianças como objetos sexuais porque elas são vulneráveis ou porque parceiros sexuais adultos não estão disponíveis, ou porque eles estão sob efeito de substâncias desinibidoras. A ênfase está em estabelecer que a pessoa se especializa em crianças porque elas são seus objetos sexuais obrigatórios – e não porque elas são alvos vulneráveis e oportunos. Essa distinção crucial tem sido frequentemente ignorada nas avaliações forenses.
- **Estupro é crime, não um transtorno mental.** O Transtorno Parafílico Não Especificado, Sem Consentimento, é um diagnóstico com frequência falso e completamente duvidoso criado com propósitos legais. Ele tem sido amplamente mal-utilizado em estupradores para qualificá-los (de maneira inadequada) a internação psiquiátrica involuntária (em audiências conduzidas sob estatutos de "predador sexual violento"). Isso ignora o fato de que o estupro foi rejeitado como transtorno mental no DSM-III, no DSM-III-R, no DSM-IV e no DSM-5. O estupro é quase sempre um comportamento oportunista que reflete a simples criminalidade – e não um transtorno mental. Para estabelecer que algum estuprador também se qualifica para um diagnóstico muito raro de Transtorno Parafílico, seria necessário demonstrar que o uso da força é necessário para ele se excitar sexualmente, e não (como é muito mais comum) que a força seja apenas um meio incidental e instrumental para garantir a cooperação forçada da vítima. Deve-se mostrar que o comportamento de estupro é o meio preferido e obrigatório de alcançar excitação sexual, e deveria haver um

diagnóstico diferencial cuidadoso que excluísse explicações muito mais comuns: estupro oportunista; desinibição devida ao uso de substância; estupro de vingança ou raiva; estupro coletivo; e estupro por dinheiro (como cafetões). O Transtorno Parafílico Não Especificado, Sem Consentimento, tem sido duvidosa, negligente e incorretamente diagnosticado nas audiências forenses como uma maneira conveniente de promover a detenção psiquiátrica preventiva inadequada. Este é um mau uso do diagnóstico psiquiátrico e um uso abusivo (e constitucionalmente questionável) do comprometimento psiquiátrico involuntário. O Transtorno Parafílico Não Especificado, Sem Consentimento, não deve ser levado a sério quando apresentado em testemunho de especialista.

- **Transtorno do Sadismo Sexual.** Esse diagnóstico também foi utilizado de maneira inadequada em audiências de "predadores sexuais violentos" como desculpa para internação psiquiátrica involuntária. Trata-se de um transtorno extremamente raro que quase nunca é encontrado na prática clínica, tendo sido descrito quase exclusivamente entre assassinos em série. Não deve ser confundido com o uso instrumental da força, que é uma parte comum e inerente a todos os estupros. No Transtorno do Sadismo Sexual, o homem fica sexualmente excitado pelo ato de infligir dor ou humilhação à vítima. Infligir dor é o objetivo do ato sexual, e não o resultado incidental de forçar consentimento para ganhar sua cooperação. Esse deve ser o meio preferido ou obrigatório de ganhar excitação, e o ato sexual costuma ser realizado de maneira ritualizada e estereotípica para ampliar o sofrimento da vítima. O Sadismo Sexual também precisa ser diferenciado da inflição deliberada da dor para expressar raiva ou obter vingança, bem como da desinibição ocasional causada por Intoxicação por Substância.

- **Diagnósticos de Transtorno Parafílico Não Especificado.** Eles são inerentemente questionáveis e, portanto, impróprios para procedimentos forenses. É lamentável que a Parafilia Não Especificada esteja sendo amplamente utilizada (quase sempre de maneira inadequada) em procedimentos de internação involuntária.

CUIDADO: Transtornos Parafílicos Rejeitados

O diagnóstico de Parafilia tem sido aplicado de forma descuidada em audiências para determinar a internação psiquiátrica involuntária de criminosos sexuais recorrentes sob o estatuto de "predador sexual violento". A simples criminalidade frequentemente é confundida com transtorno mental. Apesar de o DSM-III, o DSM-

-III-R, o DSM-IV e o DSM-5 terem rejeitado o diagnóstico proposto de Transtorno Parafílico Coercitivo, ele continua sendo frequente e incorretamente oferecido para justificar a internação psiquiátrica prolongada de estupradores. Isso é um abuso de um diagnóstico psiquiátrico. O DSM-5 também rejeitou explicitamente o conceito de hebefilia (i.e., a proposta de que sexo com uma criança pós-púbere é um transtorno mental). O conceito de hebefilia também não tem espaço em procedimentos forenses.

CAPÍTULO 16
■ Transtornos Relacionados a Sintomas Físicos

NESTE CAPÍTULO:

- Transtorno de Sintomas Somáticos
- CUIDADO: Evite Diagnosticar em Excesso o Transtorno de Sintomas Somáticos do DSM-5
- Transtorno Conversivo (Transtorno de Sintomas Neurológicos Funcionais)
- Fatores Psicológicos que Afetam Outras Condições Médicas
- Transtorno Factício

■ 300.82/F45.1 TRANSTORNO DE SINTOMAS SOMÁTICOS

O DSM-5 criou a categoria composta Transtorno de Sintomas Somáticos (que agora engloba o que, no DSM-IV, era conhecido como Transtorno de Somatização, Hipocondria, Transtorno da Dor e Transtorno Somatoforme Indiferenciado) para instâncias em que a preocupação quanto a sintomas físicos atinge o nível de sofrimento ou comprometimento clinicamente significativos. Essa nova categoria é ridiculamente abrangente, e eu recomendo que ela seja usada apenas quando for claramente necessária (veja o quadro de Cuidado neste capítulo).

Pergunta de Rastreamento

"Você é consumido por preocupações quanto à sua saúde?"

Protótipo Diagnóstico

A pessoa fica completamente preocupada com sintomas corporais e/ou cuidados de saúde – muito além do que se consideraria razoável e em um grau que causa sofrimento ou comprometimento clinicamente significativos, deixando clara a necessidade de atenção clínica. A preocupação é grave, extensa, persistente (apesar de exames médicos negativos), resistente a tranquilizações realistas e muito desproporcional em relação a qualquer risco para a saúde. A vida se tornou tão focada em questões de saúde que ritmos diários, saúde e trabalho ficam gravemente comprometidos. Visitas ao médico são frequentes e frustrantes: ninguém tem respostas satisfatórias ou soluções construtivas.

Diagnóstico Diferencial: Considere as Seguintes Condições

- **Preocupações diárias com a saúde.** Todo mundo tem, mas é raro causarem sofrimento ou comprometimento clinicamente significativos que requeiram um diagnóstico de transtorno mental.
- **Uma doença médica não descoberta.** Uma doença médica pode estar causando os sintomas físicos inexplicáveis. Muitas condições apresentam sintomas físicos misteriosos que levam um tempo para serem compreendidos de modo a estabelecer um diagnóstico médico claro. Não presuma que os sintomas são psicológicos simplesmente porque o diagnóstico não está claro. É difícil conviver com a incerteza, mas é muito melhor do que chegar a conclusões precipitadas.
- **Reação esperada para uma doença médica.** Esse diagnóstico não deve ser utilizado para pessoas que têm câncer, diabetes, doença coronariana ou semelhantes e que estão atentas e preocupadas com novos sintomas, que nem sempre se enquadram aos padrões habituais para a doença. Se algum diagnóstico for necessário, use o Transtorno de Adaptação.
- **Outro transtorno mental.** Sintomas físicos são comuns nos Transtornos Depressivo, Bipolar, Psicótico e de Ansiedade; no Transtorno Dismórfico Corporal; e em muitos outros transtornos mentais.
- **Simulação.** Os sintomas são conscientemente fingidos ou exagerados por ganhos.
- **Transtorno Factício.** Os sintomas são conscientemente fingidos ou exagerados para adquirir vantagens do papel de doente.

Dicas Diagnósticas

- **Um enigma de limites.** Esses pacientes estão no limite entre a psiquiatria e outras especialidades médicas, apresentam um desafio intimidador a ambas e costumam ser maltratados pelos profissionais médicos. A colaboração íntima entre profissionais da medicina e da saúde mental é essencial.

- **Avaliação médica cuidadosa.** Não presuma que o problema está necessariamente na cabeça do paciente. Se os sintomas não forem explicados, pode ser porque os trabalhos médicos anteriores não foram completos ou porque a doença médica ainda não se manifestou completamente.
- **Evite avaliações e tratamentos excessivos.** Os pacientes podem acumular uma quantidade inacreditável de exames médicos e tratamentos desnecessários que não são só caros como também podem arriscar a saúde. Os diversos médicos frequentemente têm os mesmos propósitos ou duplicam os esforços uns dos outros. Tente centralizar e coordenar o diagnóstico e o cuidado.
- **Avaliação de outros transtornos mentais.** Os sintomas somáticos costumam ser o primeiro sinal de um Transtorno Bipolar, Psicótico ou de Ansiedade ou de algum outro transtorno. Um diagnóstico nessa seção deve ser sua última – e não primeira – escolha, devendo vir apenas depois que todos os transtornos mentais e distúrbios médicos pertinentes tiverem sido descartados.
- **Ter alguns sintomas somáticos como parte da vida.** Um resultado inevitável da anatomia e da psicologia humanas é que nos preocupamos com sintomas corporais não explicados e inexplicáveis. Eles não constituem um transtorno mental a menos que comecem a ter um impacto grave no funcionamento, causando sofrimento ou comprometimento clinicamente significativos.
- **Fatores culturais.** Em muitas partes do mundo (e em países ocidentais até recentemente), os sintomas somáticos eram os meios predominantes de expressão de estresse psicológico. Diferentes culturas têm limiares amplamente variados de aceitação dos sintomas somáticos como normais e diários ou como sinais de um transtorno mental. A avaliação clínica dos sintomas somáticos deve ser feita de acordo com o contexto da origem cultural do paciente.

CUIDADO: Evite Diagnosticar em Excesso o Transtorno de Sintomas Somáticos do DSM-5

Eu recomendo que os médicos tenham cuidado para não serem excessivamente inclusivos no diagnóstico do Transtorno de Sintomas Somáticos do DSM-5. Esse diagnóstico pode classificar erroneamente problemas médicos como transtornos mentais (1) encorajando conclusões precipitadas de que os sintomas físicos ou as preocupações "estão na cabeça" e (2) rotulando erroneamente como transtornos mentais o que, na verdade, são apenas reações emocionais normais que as pessoas têm em resposta a doenças médicas.

Os males dos diagnósticos psiquiátricos equivocados para pacientes com doenças médicas incluem: estigma, perda de autoestima e percepções negativas por cuidadores e familiares; diagnósticos médicos e psiquiátricos perdidos devido ao encerramento prematuro e a exames incompletos; prescrição de medicamentos psicotrópicos impróprios; e desvantagem no emprego, no reembolso médico e por deficiência, no fornecimento de serviços médicos e sociais e nas acomodações para o trabalho.

O limite entre uma doença médica e uma psiquiátrica é inerentemente incerto, sobretudo porque muitos transtornos psiquiátricos acabam se apresentando com sintomas somáticos proeminentes, os quais podem ser facilmente confundidos com doenças médicas. O melhor exemplo é que pessoas com ataque de pânico realizam exames médicos demais para tontura, falta de ar e palpitações, sintomas que não passam da hiperventilação causada pelos ataques de pânico. E o sofrimento emocional que algumas pessoas têm em reação a doenças (reais ou temidas) às vezes é desproporcional o bastante para requerer atenção psiquiátrica. Contudo, há riscos graves relacionados à análise excessivamente psicológica de sintomas somáticos, levando à qualificação de reações normais como doença.

TRANSTORNO CONVERSIVO (TRANSTORNO DE SINTOMAS NEUROLÓGICOS FUNCIONAIS)

300.11/F44.4	**Transtorno Conversivo com Sintomas Motores**
300.11/F44.6	**Transtorno Conversivo com Sintomas Sensoriais**
300.11/F44.5	**Transtorno Conversivo com Convulsões**
300.11/F44.7	**Transtorno Conversivo com Apresentação Mista**

Pergunta de Rastreamento

"Você fica paralisado, perde a sensação ou sofre convulsões?"

Protótipo Diagnóstico

A pessoa tem sintomas neurológicos que não podem ser explicados após uma investigação neurológica completa. Os mais comuns são convulsões, paralisia, problemas de movimentação e dificuldade para falar ou engolir. Frequentemente, os sintomas vêm após um evento estressante, expressam um conflito psicológico ou conferem um ganho secundário.

Diagnóstico Diferencial: Considere as Seguintes Condições

- **Uma doença neurológica.** Por exemplo, uma pessoa equivocadamente diagnosticada com Transtorno Conversivo acaba morrendo em virtude de um tumor no cérebro.
- **Um Transtorno Psicótico primário.** "Pseudoalucinações" no Transtorno Conversivo ocorrem com testes de realidade e sem outros sintomas psicóticos, envolvem múltiplos sentidos e são questionáveis.
- **Simulação ou Transtorno Factício.** Os sintomas são conscientemente forjados.

Dicas Diagnósticas

- **Apresentação atípica.** Pacientes com Transtorno Conversivo frequentemente apresentam sintomas que não seguem qualquer padrão anatômico. Quanto mais sofisticado e experiente o paciente, mais seu quadro clínico lembrará um transtorno neurológico real.
- **Relação com doença real.** Aqueles que melhor imitam transtornos reais são os que, de fato, os têm (p. ex., pessoas com convulsões de Transtorno Conversivo e convulsões reais).
- **Fatores culturais.** O Transtorno Conversivo era comum em culturas ocidentais até 100 anos atrás; agora, tornou-se bastante raro. Entretanto, em muitas outras partes do mundo (e em algumas partes do nosso mundo), o Transtorno Conversivo continua sendo uma das reclamações mais frequentes.
- **Modas.** Os sintomas conversivos podem ser transmissíveis, às vezes afetando grandes números de pessoas simultaneamente em episódio de "histeria coletiva".

316/F54 FATORES PSICOLÓGICOS QUE AFETAM OUTRAS CONDIÇÕES MÉDICAS

Pergunta de Rastreamento

"Seu estado psicológico tem influência em sua condição médica?"

Protótipo Diagnóstico

A doença da pessoa piora com fatores psicológicos, que podem ser extremamente variados. Por exemplo, a Depressão Maior pode aumentar a morbidade e mortalidade após um infarto agudo do miocárdio; um paciente passivo-agressivo pode não seguir as instruções de prescrição; alguém em negação pode recusar uma cirurgia necessária; o estresse pode predispor um paciente a enxaquecas; um cientista cristão pode não buscar cuidado médico para asma; ou a não adesão ao tratamento pode levar à recaída de uma doença.

Diagnóstico Diferencial: Considere as Seguintes Condições

- **Transtorno Mental Devido a Outra Condição Médica.** A condição médica afeta adversamente a saúde psicológica, em vez de o contrário.
- **Transtorno Factício e Simulação.** A doença médica é fingida.

Dicas Diagnósticas

- **Não é um transtorno mental.** Fatores Psicológicos Afetando uma Condição Médica não são considerados um transtorno mental e estão inclusos aqui apenas para propósito de conveniência, para destacar problemas que podem contribuir para uma doença médica ou para seu tratamento.
- **Fatores que afetam adversamente a doença.** Podem incluir traços de personalidade, estresse e dieta e estilo de vida prejudiciais.

300.19/F68.10 TRANSTORNO FACTÍCIO

Pergunta de Rastreamento

"Você está inventando ou exagerando algum de seus sintomas?"

Protótipo Diagnóstico

A pessoa finge estar doente, psicológica ou fisicamente, para alcançar seu papel de doente e ser cuidada. Ser cuidada como um paciente perpétuo tornou-se um estilo de vida. A pessoa pode ir de um médico para outro ou de um hospital para outro, sem outra ocupação e objetivo na vida exceto ser um paciente.

Diagnóstico Diferencial: Considere as Seguintes Condições

- **Doença real.** A pessoa não está fingindo.

- **Simulação.** A pessoa está fingindo por uma razão mais compreensível (p. ex., para se beneficiar financeiramente ou para evitar a prisão), e não porque quer ser um paciente e receber cuidados médicos.
- **Transtorno de Sintomas Somáticos.** Os sintomas não são fingidos conscientemente.

Dicas Diagnósticas

- **Evite realizar exames e tratamentos em excesso.** Pessoas com Transtorno Factício frequentemente conseguem simular um quadro clínico convincente, provocando intervenções diagnósticas e terapêuticas extensas, caras, redundantes e potencialmente prejudiciais.
- **Necessidade de estar alerta a apresentações atípicas ou dramáticas da doença médica.** Aqueles sem muita habilidade tendem a dramatizar demais o papel da doença e têm um comando menor da apresentação correta dos sintomas.
- **Necessidade de estar alerta a doenças reais.** Pessoas com Transtorno Factício também ficam doentes, frequentemente devido às complicações de intervenções médicas anteriores.

CAPÍTULO 17

Transtornos Dissociativos

NESTE CAPÍTULO:

- CUIDADO: Transtornos Dissociativos – Alerta de Modismo
- Transtorno Dissociativo de Identidade
  (Transtorno de Múltiplas Personalidades)
- CUIDADO: Transtorno Dissociativo de Identidade
  (Transtorno de Múltiplas Personalidades)
- Amnésia Dissociativa
- CUIDADO: Amnésia Dissociativa
- Transtorno de Despersonalização/Desrealização
- Transtorno Dissociativo Não Especificado

**CUIDADO: Transtornos Dissociativos –
Alerta de Modismo**

A história da psiquiatria está cheia de modismos recorrentes de Transtornos Dissociativos, os quais assumem diferentes formas. Neste capítulo, apresento alerta contra dois deles: o Transtorno Dissociativo de Identidade (conhecido até a publicação do DSM-IV como Transtorno de Múltiplas Personalidades, ou TMP) e a Amnésia Dissociativa (memórias reprimidas e recuperadas).

Modismos em diagnósticos psiquiátricos começam com uma ideia empolgante; depois, um grupo de terapeutas carismáticos e ingênuos a promove; e um conjunto cada vez maior de pacientes teatrais e sugestionáveis a dramatizam e a espalham. A "dissociação" frequentemente proporciona uma ideia empolgante – nesse caso, o conceito de que algo foi separado e reprimido bem para o fundo da psiquê do paciente e de que ele pode ser curado quando essa parte retornar à consciência. O problema é que materiais supostamente "reprimidos" podem assumir formas fantásticas, moldadas pelas imaginações criativas do terapeuta e do paciente. O que surge dos seus esforços mal costuma ter relação com a realidade psíquica ou física.

▪ 300.14/F44.81 TRANSTORNO DISSOCIATIVO DE IDENTIDADE (TRANSTORNO DE MÚLTIPLAS PERSONALIDADES)

O Transtorno Dissociativo de Identidade, ou TMP, como eu chamo aqui, tem sido um dos diagnósticos mais propensos a modismos. Ele está dormente agora, mas afaste-se dele quando a próxima moda começar. **Na verdade, recomendo evitar esse diagnóstico por completo.** No quadro de Cuidado a seguir, explico por quê.

> **CUIDADO: Transtorno Dissociativo de Identidade (Transtorno de Múltiplas Personalidades)**
>
> **Iatrogenia**
>
> O TMP quase sempre tem suas raízes em terapeutas entusiasmados que obtêm múltiplas personalidades de pacientes altamente sugestionáveis.
>
> **Atiçando o Modismo**
>
> Frequentemente, um filme famoso ou livro *best-seller* popularizam o TMP como tópico de conversa. *As três máscaras de Eva* e *Sybil* renderam dinheiro ao estúdio, mas causaram um sem-fim de complicações.
>
> **A Falsa Epidemia Mais Recente**
>
> A difusão do TMP na década de 1990 foi promovida por terapeutas mal-treinados, que encorajaram seus pacientes submissos e imaginativos a entrar em contato com seus "alteregos" internos. Às vezes, por meio da hipnose ou de outras técnicas regressivas, eles eram capazes de transformar magicamente sofrimento psicológico e conflito interno em "personalidades reprimidas" que pareciam aguardar para vir à tona quando chamadas por esses terapeutas.
>
> **O Motivo do Lucro**
>
> O TMP acabou se tornando uma pequena indústria. Eram realizados inúmeros *workshops* de fins de semana por todos os Estados Unidos para treinar terapeutas nas empolgantes novas técnicas, que, na verdade, são tão antigas quanto rituais indígenas. Após alguns poucos dias, os novos "especialistas" em dissociação são liberados para criar novos "álteres" ou "múltiplos". Unidades de internação caras e de longo prazo foram estabelecidas para proporcionar o ambiente perfeito para múltiplas personalidades. E a internet amplificou tudo, com pacientes apoiando as multiplicações uns dos outros, quase em um esforço competitivo para ver quem poderia se dividir em mais partes. Certa vez, vi uma paciente que afirmava conter

dentro de si nada menos do que 162 personalidades distintas, de todas as idades e ambos os sexos, em constante conversa interna.

O Rápido Fim do Modismo

O esquema acabou na virada do século, quando as companhias de seguros pararam de pagar as contas. Os pacientes magicamente repararam suas partes divididas e foram viver suas vidas como faziam antes da moda começar. (Um modismo semelhante ao TMP ocorreu no fim do século XIX, quando a hipnose era a última moda em Paris e Viena. Essa mania acabou de maneira igualmente abrupta quando a psicanálise substituiu a hipnose como tratamento favorecido.)

A Moral da História

A moral da história é: **não sigam os diagnósticos de modismo.** Se todo mundo parecer ter um diagnóstico novo e repentinamente popular, então é provável que se trate de uma ilusão – e ninguém tem coisa alguma. Se o TMP fizer outro retorno no futuro (e certamente fará), não se deixe levar pela propaganda. E faça-me o favor e jamais compareça a um *workshop* de fim de semana sobre como trazer os "múltiplos".

O Que Dizer a um Paciente

Um amigo meu tinha a melhor resposta para os pacientes que só queriam criar mais personalidades durante as sessões: "Eu não me importo com que personalidade eu vou falar, contanto que seja a que quer ficar melhor".

■ 300.12 / F44.0 AMNÉSIA DISSOCIATIVA

Pergunta de Rastreamento

"Existem partes da sua vida das quais você não consegue se lembrar?"

Protótipo Diagnóstico

A pessoa tem lacunas mnêmicas em que memórias pessoais, em especial para eventos dolorosos e estressantes, estão ausentes. Teoricamente, existem dois tipos de Amnésia Dissociativa:

- *Amnésia simples:* A pessoa esquece coisas simples.
- *Fuga:* A pessoa supostamente esquece quem era e assume uma nova identidade.

> ### CUIDADO: Amnésia Dissociativa
>
> **Fuga**
>
> Apesar de a perda de uma antiga identidade e a criação de uma nova parecerem acontecer a todo momento em filmes, eu nunca vi um caso real de fuga, nem acho que você verá. Esse tema parece muito intrigante, mas eu me questiono se fugas de verdade realmente acontecem.
>
> **Memórias Recuperadas**
>
> Há 20 anos, havia um modismo de Amnésia Dissociativa. Em toda parte, havia pessoas recuperando memórias que, descobriu-se, eram falsas. Sob a tutela de terapeutas ansiosos e mal-treinados, os pacientes descobriram que haviam sido abusados quando crianças pelos seus pais; por outros familiares; ou por professores, cuidadores e, às vezes, até alienígenas. Abuso sexual infantil é um problema grave, mas a repentina explosão de relatos, sua ocorrência em um ambiente "terapêutico" carregado e sugestionável e a bizarra improbabilidade da maioria das histórias sugeriam que a Amnésia Dissociativa estava sendo excessivamente diagnosticada. O custo em discórdia familiar era alto, e alguns pais e cuidadores foram processados e até presos com base em evidências fracas e absurdas. Esse é outro triste exemplo das consequências potencialmente trágicas do excesso de diagnóstico com base em modismos.

Diagnóstico Diferencial: Considere as Seguintes Condições

- **Esquecimento normal.** Isso acontece o tempo todo, especialmente à medida que envelhecemos.
- **Uma lesão ou doença neurológica.** Por exemplo, a amnésia pode ser o resultado de trauma encefálico.
- **Intoxicação por Substância ou efeitos colaterais de medicamentos prescritos.** Ambos podem causar esquecimento.
- **Transtorno de Estresse Pós-traumático (TEPT) ou Transtorno de Estresse Agudo.** A perda de memória fica restrita ao evento estressante.
- **Simulação.** O "esquecimento" resulta em ganho ou na redução de responsabilidade pessoal.

Dicas Diagnósticas

- **Esquecimento normal.** A maioria das pessoas tem memórias irregulares da maior parte de suas vidas. Esquecer é comum; Amnésia Dissociativa é muito rara.

- **Natureza residual do diagnóstico.** Outras explicações muito mais prováveis e tratáveis de esquecimento grave têm de ser cuidadosamente consideradas e descartadas.
- **Raridade do diagnóstico.** Esquecimentos são uma característica constante da Intoxicação por Substância. A Amnésia Dissociativa é uma planta exótica que você pode (ou não) ver em toda a sua carreira. Como eu já aconselhei no Capítulo 1, em relação a qualquer diagnóstico raro, "diagnostique o óbvio!", não invente.
- **Trauma encefálico.** Um episódio de amnésia que ocorre após um acidente de carro tem probabilidade muito maior de se dever a concussão do que a trauma psicológico. E ignorar trauma encefálico pode ser letal.
- **"Mexer no vespeiro".** Lembrar-se de um evento terrível nem sempre é algo positivo ou uma boa ideia. Não há motivo para diagnosticar Amnésia Dissociativa a menos que o esquecimento esteja causando sofrimento ou comprometimento clinicamente significativos. Muitos terapeutas ingênuos presumem de forma incorreta que a repressão é sempre patológica, mas eles podem causar danos iatrogênicos ao "mexer no vespeiro".

■ 300.6/F48.1 TRANSTORNO DE DESPERSONALIZAÇÃO/DESREALIZAÇÃO

Perguntas de Rastreamento

- *Para a despersonalização:* "Você já teve a estranha sensação de estar descolado de si próprio, como se estivesse observando o que está fazendo?"
- *Para a desrealização:* "As coisas parecem irreais, como se você estivesse em um sonho ou filme, mesmo quando está acordado?"

Protótipo Diagnóstico

Muitos de nós ocasionalmente temos sensações estranhas de que nos distanciamos de nós mesmos. Em vez de espontaneamente viver a vida, parece que estamos assistindo a um estranho fazer o que fazemos. Vemo-nos no espelho e momentaneamente pensamos: "Quem é essa pessoa, e como eu me conecto a ela?". Essa "despersonalização" costuma ser acompanhada da "desrealização": o mundo de repente perde seu imediatismo e sua plausibilidade, parecendo, pelo contrário, absolutamente desconexo, como um filme que está passando na velocidade errada. Essas experiências normalmente não têm relevância clínica, ocorrendo com frequência entre jovens como parte do processo de crescimento, desaparecendo com a idade. Para constituir um transtorno mental, despersonalização/desrealização devem ser persistentes e extensas; devem causar perda, sofrimento ou comprometimento; e também devem estar sozinhas, sem ser parte de outra condição.

Diagnóstico Diferencial: Considere as Seguintes Condições

- **Despersonalização/desrealização normal.** Os sintomas não têm muito impacto na vida da pessoa.
- **Intoxicação por Substância.** A intoxicação por substâncias é, de longe, uma causa muito mais provável da despersonalização/desrealização.
- **Trauma encefálico ou outra condição neurológica.** Por exemplo, convulsões podem causar despersonalização ou desrealização.
- **Outro transtorno mental.** Praticamente todas as condições da psiquiatria podem causar despersonalização/desrealização.

Dicas Diagnósticas

- **Despersonalização e desrealização como sintomas, em vez de um diagnóstico.** Elas raramente se apresentam sozinhas de forma grave o bastante para constituir um transtorno mental separado.
- **Normalidade ou despersonalização/desrealização.** Dificuldades para sentir-se plenamente confortável em seu próprio corpo constituem uma parte comum do amadurecimento. É muito raro que a despersonalização ou a desrealização constituam um transtorno mental.
- **Teste de realidade.** Para que se faça um diagnóstico de Transtorno de Despersonalização/Desrealização, a pessoa deve estar em contato com a realidade. Despersonalização/desrealização podem ocorrer em um nível ilusório (i.e., pacientes realmente acreditam que não são eles mesmos e/ou que o mundo é irreal). Trata-se de um sintoma ou de Esquizofrenia, ou de outros Transtornos Psicóticos, ou de Transtorno Bipolar ou Depressivo grave com sintomas psicóticos.
- **Natureza residual do diagnóstico.** A despersonalização pode ser um sintoma associado dos transtornos psiquiátricos e também de diversos problemas no cérebro. O Transtorno de Despersonalização/Desrealização deve ser diagnosticado apenas quando todas as causas específicas tiverem sido descartadas.

- **Intoxicação por Substância.** Como notado anteriormente, a intoxicação por diversas substâncias normalmente causa ou exacerba despersonalização/desrealização.
- **Sintomas assustadores.** Algumas pessoas (particularmente aquelas que apresentam os sintomas durante ataques de pânico) interpretam a despersonalização e/ou a desrealização como um sinal de que estão enlouquecendo. Tranquilização e normalização podem ser muito úteis.

300.15 / F44.9 TRANSTORNO DISSOCIATIVO NÃO ESPECIFICADO

Certas síndromes específicas a determinadas culturas que incluem estados de transe podem ser diagnosticadas como Transtorno Dissociativo Não Especificado se houver sofrimento ou comprometimento clinicamente significativos.

CAPÍTULO 18

Códigos para Condições que Podem ser o Foco da Atenção Clínica, mas que Não São Transtornos Mentais

■ CONVITE: FAVOR USAR ESTES CÓDIGOS COM MAIS FREQUÊNCIA

Seções separadas do DSM-5 incluem diversas situações comuns que explicitamente não são transtornos mentais, mas que, apesar disso, requerem as habilidades especiais dos profissionais da saúde mental. (De fato, o DSM-5 expandiu consideravelmente o número de condições nessas seções ao incluir muitos problemas que costumavam ser tratados no Eixo IV do DSM-IV. Aqui, eu me concentro nas que eram originalmente tratadas em "Outras Condições que Podem ser Foco da Atenção Clínica" no DSM-IV – e, em muitos casos, utilizo seus nomes originais do DSM-IV.) Haveria menos excesso de diagnósticos na psiquiatria (e o mundo, portanto, seria um lugar melhor) se os códigos dessa seção fossem usados com mais frequência, e os códigos para os diversos transtornos mentais fossem usados com menos frequência. Esses códigos são muito pouco utilizados, em grande parte porque as companhias de seguro costumam relutar em fazer seu reembolso – uma política que não só é clinicamente prejudicial como também míope em termos financeiros. Quando se atribui um diagnóstico desnecessário, ele ganha vida própria e provavelmente aumentará a utilização dos serviços de saúde por aquela pessoa. Seria mais barato e eficiente cobrir automaticamente episódios breves de serviços para esses problemas. Também é muito melhor fazer as pessoas que têm problemas de vida esperados receberem um aconselhamento breve, que ensine a lidar com esses problemas específicos, do que carregá-las de diagnósticos equivocados, confusos e potencialmente prejudiciais.

PROBLEMAS DE RELACIONAMENTO

Os transtornos mentais, por definição, ocorrem apenas em indivíduos. A maioria dos problemas que requerem terapia de casal ou familiar está codificada com mais precisão aqui.

V61.20 / Z62.820	Problema de Relacionamento entre Pais e Filhos
V61.10 / Z63.0	Problema de Relacionamento com o Parceiro
V61.8 / Z62.891	Problema de Relacionamento com Irmão
V62.81 / Z63.9	Problema de Relacionamento Não Especificado

PROBLEMAS RELACIONADOS A ABUSO OU NEGLIGÊNCIA

A maioria dos comportamentos agressivos não se deve a transtorno mental e, portanto, deve ser codificada aqui. Da mesma forma, a maior parte dos abusos sexuais não se deve a transtorno mental e, portanto, deve ser codificada aqui. Infelizmente, os códigos da CID-10-MC nessa categoria são incrivelmente complexos; veja a Conversão para os Códigos da CID-10--MC para um resumo deles e a página de Recursos para Códigos para uma orientação mais aprofundada.

TRANSTORNOS DO MOVIMENTO INDUZIDOS POR MEDICAMENTOS

332.1 / G21.11	Parkinsonismo Induzido por Neuroléptico
332.1 / G21.19	Parkinsonismo Induzido por Outro Medicamento
333.92 / G21.0	Síndrome Neuroléptica Maligna
333.72 / G24.02	Distonia Aguda Induzida por Medicamento
333.99 / G25.71	Acatisia Aguda Induzida por Medicamento
333.85 / G24.01	Discinesia Tardia
333.72 / G24.09	Distonia Tardia
333.99 / G25.71	Acatisia Tardia
333.1 / G25.1	Tremor Postural Induzido por Medicamento
333.90 / G25.9	Outro Transtorno do Movimento Induzido por Medicamento

OUTROS PROBLEMAS

V15.81/Z91.19 Não Adesão a Tratamento Médico
A falta de adesão é um fator muito importante da falta de resposta ao tratamento.

V65.2/Z76.5 Simulação
Simulações precisam ser consideradas no diagnóstico diferencial para muitos transtornos mentais.

V71.01/Z72.811 Comportamento Antissocial Adulto
Use Comportamento Antissocial Adulto quando não houver história de Transtorno da Conduta.

V71.02/Z72.810 Comportamento Antissocial de Criança ou Adolescente
Use Comportamento Antissocial de Criança ou Adolescente quando mau comportamento isolado não fizer parte do padrão de um Transtorno da Conduta.

V62.89/R41.83 Funcionamento Intelectual *Borderline*
Um QI acima de 70 não é considerado um transtorno mental.

780.97/R41.82 Declínio Cognitivo Relacionado à Idade
O Declínio Cognitivo Relacionado à Idade está no diagnóstico diferencial para Transtorno Neurocognitivo Maior (Demência). O envelhecimento normal não é considerado um transtorno mental, apesar de estar causando os problemas da pessoa.

V62.82/Z63.4 Luto
O Luto definitivamente não é um transtorno mental. Depressão Maior não deve ser diagnosticada em excesso quando alguém estiver sofrendo dos sintomas esperados da perda. Esse código deve ser usado quando a pessoa enlutada precisar de atenção clínica, mas não apresentar doença mental. A Depressão Maior deve ser diagnosticada apenas quando os sintomas são graves, quando ideias de suicídio são proeminentes ou quando envolver alucinações.

V62.3 / Z55.9 **Problema Acadêmico**
V62.29 / Z56.9 **Problema Ocupacional**
V62.89 / Z65.8 **Problema Religioso ou Espiritual**
V62.4 / Z60.3 **Dificuldade de Aculturação**
V62.89 / Z60.0 **Problema Relacionado à Fase da Vida**
995.29 / T43.205 **Síndrome da Descontinuação de Antidepressivos**
995.20 / T50.905 **Outros Efeitos Adversos dos Medicamentos**

APÊNDICE
■ Conversão para os Códigos da CID-10-MC

Os transtornos são apresentados na ordem em que aparecem no texto. Cada código da CID-9-MC é apresentado primeiro, seguido de uma barra (/) e do código da CID-10-MC.

TRANSTORNOS DIAGNOSTICADOS GERALMENTE NA INFÂNCIA E NA ADOLESCÊNCIA *(veja o Capítulo 2)*

Transtorno de Déficit de Atenção/Hiperatividade

314.01 / F90.1 Transtorno de Déficit de Atenção/Hiperatividade, Predominantemente Hiperativo-Impulsivo
314.00 / F90.0 Transtorno de Déficit de Atenção/Hiperatividade, Predominantemente Desatenta
314.01 / F90.2 Transtorno de Déficit de Atenção/Hiperatividade, Combinado
314.9 / F90.9 Transtorno de Déficit de Atenção/Hiperatividade Não Especificado

Transtorno da Conduta e Transtorno de Oposição Desafiante

312.81 / F91.1 Transtorno da Conduta com Início na Infância
312.82 / F91.2 Transtorno da Conduta com Início na Adolescência
312.89 / F91.9 Transtorno da Conduta, Início Não Especificado
313.81 / F91.3 Transtorno de Oposição Desafiante
312.9 / F91.9 Transtorno do Comportamento Disruptivo Não Especificado

299.00 / F84.0 Transtorno do Espectro Autista

309.21 / F93.0 Transtorno de Ansiedade de Separação

Transtorno do Desenvolvimento Intelectual

317 / F70 Leve
318.0 / F71 Moderada
318.1 / F72 Grave
318.2 / F73 Profunda

Nota aos leitores: A Conversão para os Códigos da CID-10-MC (além de uma versão alternativa em que os transtornos são listados em ordem alfabética) também pode ser acessada *on-line* em *www.guilford.com/frances_updates*. Quando estiver lá, cadastre-se para receber um *e-mail* quando materiais novos ou atualizados sobre a codificação forem publicados.

Transtorno Específico da Aprendizagem

315.00 / F81.0 Leitura
315.1 / F81.2 Matemática
315.2 / F81.81 Expressão Escrita
315.9 / F81.9 Não Especificado

Transtornos Alimentares

307.52 / F98.3 Pica (em crianças)
307.53 / F98.21 Transtorno de Ruminação

Transtornos da Eliminação

307.7 / F98.1 Encoprese
307.6 / F98.0 Enurese

TRANSTORNOS DEPRESSIVOS (veja o Capítulo 3)

Transtorno Depressivo Maior

Se Episódio Único:
296.21 / F32.0 Transtorno Depressivo Maior, Episódio Único, Leve
296.22 / F32.1 Transtorno Depressivo Maior, Episódio Único, Moderado
296.23 / F32.2 Transtorno Depressivo Maior, Episódio Único, Grave, Sem Características Psicóticas
296.24 / F32.3 Transtorno Depressivo Maior, Episódio Único, Grave, Com Características Psicóticas
296.20 / F32.9 Transtorno Depressivo Maior, Episódio Único, Não Especificado

Se Recorrente:
296.31 / F33.0 Transtorno Depressivo Maior, Recorrente, Leve
296.32 / F33.1 Transtorno Depressivo Maior, Recorrente, Moderado
296.33 / F33.2 Transtorno Depressivo Maior, Recorrente, Grave, Sem Características Psicóticas
296.34 / F33.3 Transtorno Depressivo Maior, Recorrente, Grave, Com Características Psicóticas
296.30 / F33.9 Transtorno Depressivo Maior, Recorrente, Não Especificado

300.4 / F34.1 Transtorno Depressivo Persistente (Distimia)

625.4 / N94.3 Transtorno Disfórico Pré-menstrual

Transtorno Depressivo Induzido por Substância

Os códigos da CID-10-MC a seguir são para Transtorno Depressivo Induzido por Substância "com transtorno por uso moderado ou grave" (i.e., Dependência de Substância). Para códigos da CID-10-MC para Transtorno Depressivo Induzido por Substância "com transtorno por uso leve", veja a página de Recursos para Códigos.

291.89 / F10.24 Se Induzido por Álcool
292.84 / F15.24 Se Induzido por Anfetamina
292.84 / F14.24 Se Induzido por Cocaína
292.84 / F16.24 Se Induzido por Alucinógeno
292.84 / F18.24 Se Induzido por Inalante
292.84 / F11.24 Se Induzido por Opioide
292.84 / F16.24 Se Induzido por Fenciclidina
292.84 / F13.24 Se Induzido por Sedativo, Hipnótico ou Ansiolítico
292.84 / F19.24 Se Induzido por Outra Substância (ou Substância Desconhecida)

Transtorno Depressivo Devido a Outra Condição Médica (Indique a Condição Médica)
293.83 / F06.31 Com Características Depressivas
293.83 / F06.32 Com Episódio do Tipo Depressivo Maior
293.83 / F06.34 Com Características Mistas

O código apropriado à condição médica também deve ser usado. Veja a página de Recursos para Códigos.

311 / F32.9 Transtorno Depressivo Não Especificado

296.90 / F39 Transtorno do Humor Não Especificado

TRANSTORNOS BIPOLARES *(veja o Capítulo 4)*
Transtorno Bipolar Tipo I
296.01 / F30.11 Transtorno Bipolar Tipo I, Episódio Maníaco Único, Leve
296.02 / F30.12 Transtorno Bipolar Tipo I, Episódio Maníaco Único, Moderado
296.03 / F30.13 Transtorno Bipolar Tipo I, Episódio Maníaco Único, Grave
296.04 / F30.2   Transtorno Bipolar Tipo I, Episódio Maníaco Único, Grave, Com Características Psicóticas
296.05 / F30.3   Transtorno Bipolar Tipo I, Episódio Maníaco Único, Em Remissão Parcial
296.06 / F30.4   Transtorno Bipolar Tipo I, Episódio Maníaco Único, Em Remissão Completa
296.00 / F30.10 Transtorno Bipolar Tipo I, Episódio Maníaco Único, Não Especificado
296.40 / F31.0   Transtorno Bipolar Tipo I, Episódio Atual ou Mais Recente Hipomaníaco
296.41 / F31.11 Transtorno Bipolar Tipo I, Episódio Atual ou Mais Recente Maníaco, Leve
296.42 / F31.12 Transtorno Bipolar Tipo I, Episódio Atual ou Mais Recente Maníaco, Moderado
296.43 / F31.13 Transtorno Bipolar Tipo I, Episódio Atual ou Mais Recente Maníaco, Grave
296.44 / F31.2   Transtorno Bipolar Tipo I, Episódio Atual ou Mais Recente Maníaco, Grave, Com Características Psicóticas
296.45 / F31.73 Transtorno Bipolar Tipo I, Episódio Atual ou Mais Recente Maníaco, Em Remissão Parcial
296.46 / F31.74 Transtorno Bipolar Tipo I, Episódio Atual ou Mais Recente Maníaco, Em Remissão Completa
296.40 / F31.10 Transtorno Bipolar Tipo I, Episódio Atual ou Mais Recente Maníaco, Não Especificado
296.51 / F31.31 Transtorno Bipolar Tipo I, Episódio Atual ou Mais Recente Depressivo, Leve
296.52 / F31.32 Transtorno Bipolar Tipo I, Episódio Atual ou Mais Recente Depressivo, Moderado
296.53 / F31.4   Transtorno Bipolar Tipo I, Episódio Atual ou Mais Recente Depressivo, Grave
296.54 / F31.5   Transtorno Bipolar Tipo I, Episódio Atual ou Mais Recente Depressivo, Grave, Com Características Psicóticas
296.55 / F31.75 Transtorno Bipolar Tipo I, Episódio Atual ou Mais Recente Depressivo, Em Remissão Parcial
296.56 / F31.76 Transtorno Bipolar Tipo I, Episódio Atual ou Mais Recente Depressivo, Em Remissão Completa
296.50 / F31.9   Transtorno Bipolar Tipo I, Episódio Atual ou Mais Recente Depressivo, Não Especificado
296.61 / F30.61 Transtorno Bipolar Tipo I, Episódio Mais Recente Misto, Leve
296.62 / F30.62 Transtorno Bipolar Tipo I, Episódio Mais Recente Misto, Moderado
296.63 / F30.63 Transtorno Bipolar Tipo I, Episódio Mais Recente Misto, Grave

296.64 / F30.64 Transtorno Bipolar Tipo I, Episódio Mais Recente Misto, Grave, Com Características Psicóticas
296.65 / F30.77 Transtorno Bipolar Tipo I, Episódio Mais Recente Misto, Em Remissão Parcial
296.66 / F30.78 Transtorno Bipolar Tipo I, Episódio Mais Recente Misto, Em Remissão Completa
296.60 / F30.60 Transtorno Bipolar Tipo I, Episódio Mais Recente Misto, Não Especificado

296.7 / F31.9 Transtorno Bipolar Tipo I, Episódio Atual ou Mais Recente Não Especificado

296.89 / F31.81 Transtorno Bipolar Tipo II

301.13 / F34.0 Transtorno Ciclotímico

Transtorno Bipolar Induzido por Substância

Os códigos da CID-10-MC a seguir são para Transtorno Bipolar Induzido por Substância "com transtorno por uso moderado ou grave" (i.e., Dependência de Substância). Para códigos da CID-10-MC para Transtorno Bipolar Induzido por Substância "com transtorno por uso leve", veja a página de Recursos para Códigos.

291.89 / F10.24 Se Induzido por Álcool
292.84 / F15.24 Se Induzido por Anfetamina
292.84 / F14.24 Se Induzido por Cocaína
292.84 / F16.24 Se Induzido por Alucinógeno
292.84 / F11.24 Se Induzido por Opioide
292.84 / F16.24 Se Induzido por Fenciclidina
292.84 / F13.24 Se Induzido por Sedativo, Hipnótico ou Ansiolítico
292.84 / F19.24 Se Induzido por Outra Substância (ou Substância Desconhecida)

Transtorno Bipolar Devido a Outra Condição Médica (Indique a Condição Médica)

293.83 / F06.33 Com Características Maníacas
293.83 / F06.33 Com Episódio Tipo Maníaco ou Hipomaníaco
293.83 / F06.34 Com Características Mistas

O código apropriado à condição médica também deve ser usado. Veja a página de Recursos para Códigos.

296.80 / F31.9 Transtorno Bipolar Não Especificado

296.90 / F39 Transtorno do Humor Não Especificado

TRANSTORNOS DE ANSIEDADE *(veja o Capítulo 5)*

Transtorno de Pânico

300.21 / F40.01 Transtorno de Pânico Com Agorafobia
300.01 / F41.0 Transtorno de Pânico Sem Agorafobia

300.22 / F40.00 Agorafobia

300.23 / F40.10 Transtorno de Ansiedade Social (Fobia Social)

Fobia Específica

300.29 / F40.218 Animal
300.29 / F40.230 Sangue-Injeção-Ferimentos, Medo de Sangue
300.29 / F40.231 Sangue-Injeção-Ferimentos, Medo de Injeções e Transfusões
300.29 / F40.233 Sangue-Injeção-Ferimentos, Medo de Ferimentos
300.29 / F40.232 Sangue-Injeção-Ferimentos, Medo de Outros Cuidados Médicos
300.29 / F40.228 Ambiente Natural
300.29 / F40.248 Situacional
300.29 / F40.298 Outro

300.02 / F41.1 Transtorno de Ansiedade Generalizada

Transtorno de Ansiedade Induzido por Substância

Os códigos da CID-10-MC a seguir são para Transtorno de Ansiedade Induzido por Substância "com transtorno por uso moderado ou grave" (i.e., Dependência de Substância). Para códigos da CID-10--MC para Transtorno de Ansiedade Induzido por Substância "com transtorno por uso leve", veja a página de Recursos para Códigos.

291.89 / F10.280 Se Induzido por Álcool
292.89 / F15.280 Se Induzido por Anfetamina
292.89 / F15.280 Se Induzido por Cafeína
292.89 / F12.280 Se Induzido por *Cannabis*
292.89 / F14.280 Se Induzido por Cocaína
292.89 / F16.280 Se Induzido por Alucinógeno
292.89 / F18.280 Se Induzido por Inalante
292.89 / F11.288 Se Induzido por Opioides
292.89 / F16.280 Se Induzido por Fenciclidina
292.89 / F13.280 Se Induzido por Sedativo, Hipnótico ou Ansiolítico
292.89 / F19.280 Se Induzido por Outra Substância (ou Substância Desconhecida)

293.84 / F06.4 Transtorno de Ansiedade Devido a Outra Condição Médica (Indique a Condição Médica)

O código apropriado à condição médica também deve ser usado. Veja a página de Recursos para Códigos.

300.00 / F41.9 Transtorno de Ansiedade Não Especificado

TRANSTORNO OBSESSIVO-COMPULSIVO E TRANSTORNOS RELACIONADOS *(veja o Capítulo 6)*

300.3 / F42 Transtorno Obsessivo-compulsivo

300.7 / F45.22 Transtorno Dismórfico Corporal

300.3 / F42 Transtorno de Acumulação

Transtornos de Tique

307.23 / F95.2 Transtorno de Tourette
307.22 / F95.1 Transtorno de Tique Motor ou Vocal Persistente (Crônico)

307.21 / F95.0 Transtorno de Tique Transitório
333.3 / G25.61 Transtorno de Tique Induzido por Substância (Indique a Substância)
333.3 / G25.69 Transtorno de Tique Devido a Outra Condição Médica (Indique a Condição Médica)

O código da CID-10-MC apropriado à condição médica também deve ser usado. Veja a página de Recursos para Códigos.

307.20 / F95.9 Transtorno de Tique Não Especificado

312.39 / F63.3 (Transtorno de Arrancar o Cabelo) Tricotilomania

Transtorno Obsessivo-compulsivo e Transtornos Relacionados Induzidos por Substância

Os códigos da CID-10-MC a seguir são para Transtorno Obsessivo-compulsivo e Transtorno Relacionado Induzido por Substância/Medicamento "com transtorno por uso moderado ou grave" (i.e., Dependência de Substância). Para códigos da CID-10-MC para Transtorno Obsessivo-compulsivo e Transtorno Relacionado Induzido por Substância/Medicamento "com transtorno por uso leve", veja a página de Recursos para Códigos.

292.89 / F15.288 Se Induzido por Anfetamina
292.89 / F14.288 Se Induzido por Cocaína
292.89 / F19.288 Se Induzido por Outra Substância (ou Substância Desconhecida)

294.8 / F06.8 Transtorno Obsessivo-compulsivo e Transtorno Relacionado Devido a Outra Condição Médica (Indique a Condição Médica)

O código apropriado à condição médica também deve ser usado. Veja a página de Recursos para Códigos.

300.3 / F42 Transtorno Obsessivo-compulsivo e Transtorno Relacionado Não Especificado

TRANSTORNOS RELACIONADOS A TRAUMA E A ESTRESSORES
(veja o Capítulo 7)

309.81 / F43.10 Transtorno de Estresse Pós-traumático

308.3 / F43.0 Transtorno de Estresse Agudo

Transtorno de Adaptação

309.0 / F43.21 Transtorno de Adaptação com Humor Deprimido
309.24 / F43.22 Transtorno de Adaptação com Ansiedade
309.28 / F43.23 Transtorno de Adaptação com Misto de Ansiedade e Depressão
309.3 / F43.24 Transtorno de Adaptação com Perturbação da Conduta
309.4 / F43.25 Transtorno de Adaptação com Perturbação Mista das Emoções e da Conduta
309.9 / F43.20 Transtorno de Adaptação Não Especificado

309.9 / F43.9 Transtorno Relacionado a Trauma e a Estressores Não Especificado

ESPECTRO DA ESQUIZOFRENIA E OUTROS TRANSTORNOS PSICÓTICOS *(veja o Capítulo 8)*

295.90 / F20.9 Esquizofrenia

295.40 / F20.81 Transtorno Esquizofreniforme

Transtorno Esquizoafetivo

295.70 / F25.0 Tipo Bipolar
295.70 / F25.1 Tipo Depressivo

297.1 / F22 Transtorno Delirante

297.3 / F24 Transtorno Psicótico Compartilhado (Folie à Deux)

298.8 / F23 Transtorno Psicótico Breve

Transtorno Psicótico Induzido por Substância

Os códigos da CID-10-MC a seguir são para Transtorno Psicótico Induzido por Substância "com transtorno por uso moderado ou grave" (i.e., Dependência de Substância). Para códigos da CID-10--MC para Transtorno Psicótico Induzido por Substância "com transtorno por uso leve", veja a página de Recursos para Códigos.

291.9 / F10.259 Se Induzido por Álcool
292.9 / F15.259 Se Induzido por Anfetamina
292.9 / F12.259 Se Induzido por *Cannabis*
292.9 / F14.259 Se Induzido por Cocaína
292.9 / F16.259 Se Induzido por Alucinógeno
292.9 / F18.259 Se Induzido por Inalantes
292.9 / F11.259 Se Induzido por Opioide
292.9 / F16.259 Se Induzido por Fenciclidina
292.9 / F13.259 Se Induzido por Sedativo, Hipnótico ou Ansiolítico
292.9 / F19.259 Se Induzido por Outra Substância (ou Substância Desconhecida)

Transtorno Psicótico Devido a Outra Condição Médica
(Indique a Condição Médica)

293.81 / F06.2 Com Delírios
293.82 / F06.0 Com Alucinações

O código apropriado à condição médica também deve ser usado. Veja a página de Recursos para Códigos.

293.89 / F06.1 *Transtorno Catatônico Devido a Outra Condição Médica*
(Indique a Condição Médica)

O código apropriado à condição médica também deve ser usado. Veja a página de Recursos para Códigos.

298.9 / F29 Transtorno Psicótico Não Especificado

TRANSTORNOS RELACIONADOS A SUBSTÂNCIAS *(veja o Capítulo 9)*

Dependência de Substância

303.90 / F10.20 Dependência de Álcool
304.40 / F15.20 Dependência de Anfetamina
304.30 / F12.20 Dependência de *Cannabis*
304.20 / F14.20 Dependência de Cocaína
304.50 / F16.20 Dependência de Alucinógenos
304.60 / F18.20 Dependência de Inalantes
304.00 / F11.20 Dependência de Opioides
304.60 / F16.20 Dependência de Fenciclidina
304.10 / F13.20 Dependência de Sedativos, Hipnóticos ou Ansiolíticos
305.1 / F17.200 Dependência de Tabaco
304.80 / F19.20 Dependência de Várias Substâncias
304.90 / F19.20 Dependência de Outra Substância (ou Substância Desconhecida)
 (Indique a Substância, se For Conhecida)

Abuso de substância

305.00 / F10.10 Abuso de Álcool
305.70 / F15.10 Abuso de Anfetamina
305.20 / F12.10 Abuso de *Cannabis*
305.60 / F14.10 Abuso de Cocaína
305.30 / F16.10 Abuso de Alucinógenos
305.90 / F18.10 Abuso de Inalantes
305.50 / F11.10 Abuso de Opioides
305.90 / F16.10 Abuso de Fenciclidina
305.40 / F13.10 Abuso de Sedativos, Hipnóticos ou Ansiolíticos
305.90 / F19.10 Abuso de Outra Substância (ou Substância Desconhecida)
 (Indique a Substância, se For Conhecida)

Intoxicação por Substância

Com exceção da Intoxicação por Cafeína, os códigos da CID-10-MC a seguir são para Intoxicação por Substância "com transtorno por uso moderado ou grave" (i.e., Dependência de Substância). Para códigos da CID-10-MC para Intoxicação por Substância "com transtorno por uso leve", veja a página de Recursos para Códigos.

303.00 / F10.229 Intoxicação por Álcool
292.89 / F15.229 Intoxicação por Anfetamina
305.90 / F15.929 Intoxicação por Cafeína
292.89 / F12.229 Intoxicação por *Cannabis*, Sem Perturbações da Percepção
292.89 / F12.222 Intoxicação por *Cannabis*, Com Perturbações da Percepção
292.89 / F14.229 Intoxicação por Cocaína
292.89 / F16.229 Intoxicação por Alucinógenos
292.89 / F18.229 Intoxicação por Inalantes
292.89 / F11.229 Intoxicação por Opioides
292.89 / F16.229 Intoxicação por Fenciclidina
292.89 / F13.229 Intoxicação por Sedativos, Hipnóticos ou Ansiolíticos
292.89 / F19.229 Intoxicação por Outra Substância (ou Substância Desconhecida)
 (Indique a Substância, se For Conhecida)

Abstinência de Substância

Com exceção da Abstinência de Cafeína, os códigos da CID-10-MC a seguir são para Abstinência de Substância "com transtorno por uso moderado ou grave" (i.e., Dependência de Substância), visto que a Abstinência de Substância não pode ser codificada "com transtorno de uso leve" ou "sem transtorno de uso" nesses casos.

291.81 / F10.239 Abstinência de Álcool, Sem Perturbações da Percepção
291.81 / F10.232 Abstinência de Álcool, Com Perturbações da Percepção
292.0 / F15.23 Abstinência de Anfetamina
292.0 / F15.93 Abstinência de Cafeína
292.0 / F12.288 Abstinência de *Cannabis*
292.0 / F14.23 Abstinência de Cocaína
292.0 / F11.23 Abstinência de Opioides
292.0 / F13.239 Abstinência de Sedativos, Hipnóticos ou Ansiolíticos, Sem Perturbações da Percepção
292.0 / F13.232 Abstinência de Sedativos, Hipnóticos ou Ansiolíticos, Com Perturbações da Percepção
292.0 / F17.203 Abstinência de Tabaco
292.0 / F19.239 Abstinência de Outra Substância (ou Substância Desconhecida)

Transtornos Mentais Induzidos por Substância

A lista a seguir inclui apenas Transtornos Mentais Induzidos por Substância que *não* estão listados com os outros tipos de transtornos nesta Conversão (Transtornos Depressivos, Bipolares, etc.).

291.9 / F10.99 Transtorno Relacionado a Álcool Não Especificado
292.9 / F15.99 Transtorno Relacionado a Anfetamina Não Especificado
292.9 / F15.99 Transtorno Relacionado à Cafeína Não Especificado
292.9 / F12.99 Transtorno Relacionado a *Cannabis* Não Especificado
292.9 / F14.99 Transtorno Relacionado a Cocaína Não Especificado
292.9 / F16.99 Transtorno Relacionado a Alucinógeno Não Especificado
292.9 / F18.99 Transtorno Relacionado a Inalantes Não Especificado
292.9 / F11.99 Transtorno Relacionado a Opioides Não Especificado
292.9 / F16.99 Transtorno Relacionado a Fenciclidina Não Especificado
292.9 / F13.99 Transtorno Relacionado a Sedativos, Hipnóticos ou Ansiolíticos Não Especificado
292.9 / F17.209 Transtorno Relacionado a Tabaco Não Especificado
292.9 / F19.99 Transtorno Relacionado a Outra Substância (ou Substância Desconhecida) Não Especificado

TRANSTORNOS NEUROCOGNITIVOS *(veja o Capítulo 10)*

Delirium

293.0 / F05 *Delirium* Devido a Outra Condição Médica (Indique a Condição Médica)

O código apropriado à condição médica também deve ser usado. Veja a página de Recursos para Códigos.

Delirium Induzido por Substância

A menos que esteja especificado a seguir, os códigos da CID-10-MC adiante devem ser usados Durante Intoxicação e "com transtorno por uso moderado ou grave" (i.e., Dependência de Substância).

Para códigos da CID-10-MC para *Delirium* Induzido por Substância Durante Intoxicação "com transtorno por uso leve" ou "sem transtorno de uso", veja a página de Recursos para Códigos.

291.0 / F10.221 Se Induzido por Intoxicação por Álcool
291.0 / F10.231 Se Induzido por Abstinência de Álcool
292.81 / F15.221 Se Induzido por Intoxicação por Anfetamina
292.81 / F12.221 Se Induzido por Intoxicação por *Cannabis*
292.81 / F14.221 Se Induzido por Intoxicação por Cocaína
292.81 / F16.221 Se Induzido por Intoxicação por Alucinógeno
292.81 / F18.221 Se Induzido por Intoxicação por Inalantes
292.81 / F11.221 Se Induzido por Intoxicação por Opioides
292.0 / F11.23 Se Induzido por Abstinência de Opioides
292.81 / F16.921 Se Induzido por Intoxicação por Fenciclidina
292.81 / F13.221 Se Induzido por Intoxicação por Sedativos, Hipnóticos ou Ansiolíticos
292.81 / F13.231 Se Induzido por Abstinência de Sedativos, Hipnóticos ou Ansiolíticos
292.81 / F19.221 Se Induzido por Intoxicação por Outra Substância (ou Substância Desconhecida)
292.81 / F19.231 Se Induzido por Abstinência de Outra Substância (ou Substância Desconhecida)

780.09 / R41.0 *Delirium* Não Especificado

Transtorno Neurocognitivo Maior (Demência)

Os códigos da CID-9-MC e da CID-10-MC a seguir são os códigos para "provável" (vs. "possível") Demência. E, com exceção da Demência Persistente Induzida por Substância, o código apropriado à condição médica subjacente também deve ser usado. Veja a página de Recursos para Códigos.

Demência Devido a Doença de Alzheimer
294.11 / F02.81 Com Perturbação Comportamental
294.10 / F02.80 Sem Perturbação Comportamental

Demência Vascular
290.40 / F01.51 Com Perturbação Comportamental
290.40 / F01.50 Sem Perturbação Comportamental

Demência Devido a Lesão Cerebral Traumática
294.11 / F02.81 Com Perturbação Comportamental
294.10 / F02.80 Sem Perturbação Comportamental

Demência Devido a Doença de Parkinson
294.11 / F02.81 Com Perturbação Comportamental
294.10 / F02.80 Sem Perturbação Comportamental

Demência Devido a Doença com Corpos de Lewy
294.11 / F02.81 Com Perturbação Comportamental
294.10 / F02.80 Sem Perturbação Comportamental

Demência Devido a Infecção por HIV
294.11 / F02.81 Com Perturbação Comportamental
294.10 / F02.80 Sem perturbação comportamental

Demência Devido a Degeneração Lobar Frontotemporal
294.11 / F02.81 Com Perturbação Comportamental
294.10 / F02.80 Sem Perturbação Comportamental

Demência Devido a Doença de Huntington
294.11 / F02.81 Com Perturbação Comportamental
294.10 / F02.80 Sem Perturbação Comportamental

Demência Devido a Doença do Príon
294.11 / F02.81 Com Perturbação Comportamental
294.10 / F02.80 Sem perturbação comportamental

Demência Persistente Induzida por Substância
Os códigos da CID-10-MC a seguir são para Demência Persistente Induzida por Substância "com transtorno por uso moderado ou grave" (i.e., Dependência de Substância). Para códigos da CID-10-MC para Demência Persistente Induzida por Substância "com transtorno por uso leve", veja a página de Recursos para Códigos.

291.2 / F10.27 Se Induzida por Álcool, Tipo Não Amnésico Confabulatório
291.2 / F10.26 Se Induzida por Álcool, Tipo Amnésico Confabulatório
292.82 / F13.27 Se Induzida por Sedativos, Hipnóticos ou Ansiolíticos
292.82 / F18.27 Se Induzida por Inalante
292.82 / F19.27 Se Induzida por Outra Substância (ou Substância Desconhecida)

Transtorno Neurocognitivo Leve

Os códigos para diagnósticos de Transtorno Neurocognitivo Leve não estão inclusos aqui, visto que eu não recomendo o uso dessa categoria do DSM-5. Veja o quadro de Cuidado no Capítulo 10.

799.59 / R41.9 Transtorno Neurocognitivo Não Especificado

TRANSTORNOS DA PERSONALIDADE *(veja o Capítulo 11)*

301.83 / F60.3 Transtorno da Personalidade Borderline

301.7 / F60.2 Transtorno da Personalidade Antissocial

301.81 / F60.81 Transtorno da Personalidade Narcisista

301.50 / F60.4 Transtorno da Personalidade Histriônica

301.4 / F60.5 Transtorno da Personalidade Obsessivo-compulsiva

301.82 / F60.6 Transtorno da Personalidade Evitativa

301.6 / F60.7 Transtorno da Personalidade Dependente

301.0 / F60.0 Transtorno da Personalidade Paranoide

301.20 / F60.1 Transtorno da Personalidade Esquizoide

301.22 / F21 Transtorno da Personalidade Esquizotípica

310.1 / F07.0 Mudança de Personalidade Devida a Outra Condição Médica
(Indique a Condição Médica)

O código apropriado à condição médica também deve ser usado. Veja a página de Recursos para Códigos.

301.9 / F60.9 Transtorno da Personalidade Não Especificado

TRANSTORNOS DO CONTROLE DE IMPULSOS *(veja o Capítulo 12)*

312.31/F63.0 *Transtorno do Jogo*

312.34/F63.81 *Transtorno Explosivo Intermitente*

312.33/F63.1 *Piromania*

312.32/F63.3 *Cleptomania*

312.30/F63.9 *Transtorno do Controle de Impulsos Não Especificado*

TRANSTORNOS ALIMENTARES *(veja o Capítulo 13)*

307.1/F50.00 *Anorexia Nervosa*

307.51/F50.2 *Bulimia Nervosa*

307.51/F50.8 *Transtorno de Compulsão Alimentar*

Veja o quadro de Cuidado no Capítulo 13.

307.50/F50.9 *Transtorno Alimentar Não Especificado*

TRANSTORNOS DO SONO-VIGÍLIA *(veja o Capítulo 14)*

307.42/F51.01 *Transtorno de Insônia*

O código apropriado para qualquer transtorno mental associado ou condição médica também deve ser usado. Veja a página de Recursos para Códigos.

Transtorno do Sono-Vigília do Ritmo Circadiano

307.45 / G47.21 Tipo Fase do Sono Atrasada
307.45 / G47.22 Tipo Fase do Sono Avançada
307.45 / G47.23 Tipo Sono-Vigília Irregular
307.45 / G47.24 Tipo Sono-Vigília Não de 24 Horas
307.45 / G47.26 Tipo Trabalho em Turnos
307.45 / G47.20 Tipo Não Especificado

780.54/G47.10 *Transtorno de Hipersonolência*

O código apropriado para qualquer transtorno mental associado ou condição médica também deve ser usado. Veja a página de Recursos para Códigos.

780.57/G47.30 *Apneia do Sono Não Especificada*

Como notado no Capítulo 14, eu não considero a Apneia do Sono um transtorno mental. Para códigos sobre outros tipos de Apneia do Sono, veja a página de Recursos para Códigos.

Transtornos de Despertar do Sono Não REM

307.46 / F51.3 Tipo Sonambulismo
307.46 / F51.4 Tipo Terror no Sono

307.47/F51.5 *Transtorno do Pesadelo*

327.42/G47.52 *Transtorno Comportamental do Sono REM*

Transtorno do Sono-Vigília Induzido por Substância

Os códigos da CID-10-MC a seguir são para Transtorno do Sono-Vigília Induzido por Substância "com transtorno por uso moderado ou grave" (i.e., Dependência de Substância). Para códigos da CID-10-MC para Transtorno do Sono-Vigília Induzido por Substância "com transtorno por uso leve", veja a página de Recursos para Códigos.

291.82 / F10.282 Se Induzido por Álcool
292.85 / F15.282 Se Induzido por Anfetamina
292.85 / F15.282 Se Induzido por Cafeína
292.85 / F12.288 Se Induzido por *Cannabis*
292.85 / F14.282 Se Induzido por Cocaína
292.85 / F11.282 Se Induzido por Opioides
292.85 / F13.282 Se Induzido por Sedativo, Hipnótico ou Ansiolítico
292.85 / F17.208 Se Induzido por Tabaco
292.85 / F19.282 Se Induzido por Outra Substância (ou Substância Desconhecida)

327.01 / G47.01 Insônia Devida a Outra Condição Médica (Indique a Condição Médica)

O código apropriado à condição médica também deve ser usado. Veja a página de Recursos para Códigos.

327.14 / G47.14 Hipersonia Devida a Outra Condição Médica (Indique a Condição Médica)

O código apropriado à condição médica também deve ser usado. Veja a página de Recursos para Códigos.

780.52 / G47.00 Transtorno de Insônia Não Especificado

780.54 / G47.10 Transtorno de Hipersonolência Não Especificado

780.59 / G47.9 Transtorno do Sono-Vigília Não Especificado

QUESTÕES SEXUAIS E DE GÊNERO *(veja o Capítulo 15)*

Disforia de Gênero

302.6 / F64.2 Disforia de Gênero em Crianças
302.85 / F64.1 Disforia de Gênero em Adolescentes e Adultos

Disfunções Sexuais

302.71 / F52.0 Transtorno do Desejo Sexual Masculino Hipoativo
302.72 / F52.21 Transtorno Erétil
302.75 / F52.4 Ejaculação Prematura (Precoce)
302.74 / F52.32 Ejaculação Retardada
302.72 / F52.22 Transtorno do Interesse/Excitação Sexual Feminino
302.73 / F52.31 Transtorno do Orgasmo Feminino
302.76 / F52.6 Transtorno da Dor Gênito-pélvica/Penetração

Disfunção Sexual Induzida por Substância

Os códigos da CID-10-MC a seguir são para Disfunção Sexual Induzida por Substância "com transtorno por uso moderado ou grave" (i.e., Dependência de Substância). Para códigos da CID-10-MC para Disfunção Sexual Induzida por Substância "com transtorno por uso leve", veja a página de Recursos para Códigos.

291.89 / F10.281 Se Induzida por Álcool
292.89 / F15.281 Se Induzida por Anfetamina
292.89 / F14.281 Se Induzida por Cocaína
292.89 / F11.281 Se Induzida por Opioides
292.89 / F13.281 Se Induzida por Sedativo, Hipnótico ou Ansiolítico
292.89 / F19.281 Se Induzida por Outra Substância (ou Substância Desconhecida)

Disfunção Sexual Devida a Outra Condição Médica (Indique a Condição Médica)

O código apropriado à condição médica também deve ser usado. Veja a página de Recursos para Códigos.

608.89 / N50.8 Transtorno do Desejo Sexual Masculino Hipoativo Devido a Outra Condição Médica
607.84 / N52.9 Disfunção Erétil Devida a Outra Condição Médica
625.8 / N94.89 Transtorno do Interesse/Excitação Sexual Feminino Devido a Outra Condição Médica
625.0 / N94.1 Transtorno da Dor Gênito-pélvica/Penetração Devido a Outra Condição Médica
302.70 / F52.9 Disfunção Sexual Não Especificada

Transtornos Parafílicos

302.2 / F65.4 Transtorno Pedofílico
302.4 / F65.2 Transtorno Exibicionista
302.82 / F65.3 Transtorno Voyeurista
302.89 / F65.81 Transtorno Frotteurista
302.84 / F65.52 Transtorno do Sadismo Sexual
302.83 / F65.51 Transtorno do Masoquismo Sexual
302.81 / F65.0 Transtorno Fetichista
302.3 / F65.1 Transtorno Transvéstico
302.9 / F65.9 Transtorno Parafílico Não Especificado

TRANSTORNOS RELACIONADOS A SINTOMAS FÍSICOS
(veja o Capítulo 16)

300.82 / F45.1 Transtorno de Sintomas Somáticos

Veja o quadro de Cuidado no Capítulo 16.

Transtorno Conversivo (Transtorno de Sintomas Neurológicos Funcionais)

300.11 / F44.4 Transtorno Conversivo com Sintomas Motores
300.11 / F44.6 Transtorno Conversivo com Sintomas Sensoriais
300.11 / F44.5 Transtorno Conversivo com Convulsões
300.11 / F44.7 Transtorno Conversivo com Apresentação Mista

316 / F54 Fatores Psicológicos que Afetam Outras Condições Médicas

300.19 / F68.10 Transtorno Factício

TRANSTORNOS DISSOCIATIVOS (veja o Capítulo 17)

300.14 / F44.81 Transtorno Dissociativo de Identidade (Transtorno de Múltiplas Personalidades)
Veja o quadro de Cuidado sobre esse diagnóstico no Capítulo 17.

300.12 / F44.0 Amnésia Dissociativa
Veja o quadro de Cuidado sobre esse diagnóstico no Capítulo 17.

300.6 / F48.1 Transtorno de Despersonalização/Desrealização

300.15 / F44.9 Transtorno Dissociativo Não Especificado

CÓDIGOS PARA CONDIÇÕES QUE PODEM SER O FOCO DA ATENÇÃO CLÍNICA, MAS QUE NÃO SÃO TRANSTORNOS MENTAIS (veja o Capítulo 18)

Problemas de Relacionamento

V61.20 / Z62.820 Problema de Relacionamento entre Pais e Filhos
V61.10 / Z63.0 Problema de Relacionamento com o Parceiro
V61.8 / Z62.891 Problema de Relacionamento com Irmão
V62.81 / Z63.9 Problema de Relacionamento Não Especificado

Problemas Relacionados a Abuso ou Negligência

A lista a seguir reflete uma condensação dos complexos códigos da CID-10-MC. Para códigos adicionais, veja Recursos para Códigos.

V61.21 / Z69.010 Abuso Físico, Abuso Sexual ou Negligência de Criança (foco na terapia da vítima, abuso parental)
V61.21 / Z69.020 Abuso Físico, Abuso Sexual ou Negligência de Criança (foco na terapia da vítima, abuso não parental)
V61.22 / Z69.011 Abuso Físico, Abuso Sexual ou Negligência de Criança (foco na terapia do perpetrador)
V62.83 / Z69.021 Abuso Físico, Abuso Sexual ou Negligência de Criança (foco na terapia do perpetrador não parental)
995.54 / T74.12X Abuso Físico Infantil (foco no evento confirmado)
995.54 / T76.12X Abuso Físico Infantil (foco no evento suspeito)
995.53 / T74.22X Abuso Sexual Infantil (foco no evento confirmado)
995.53 / T76.22X Abuso Sexual Infantil (foco no evento suspeito)
995.52 / T74.02X Negligência Infantil (foco no evento confirmado)
995.52 / T76.02X Negligência Infantil (foco no evento suspeito)

V61.11 / Z69.11 Abuso Físico ou Sexual de Cônjuge/Parceiro (foco na terapia da vítima)
V61.12 / Z69.12 Abuso Físico ou Sexual de Cônjuge/Parceiro (foco na terapia do perpetrador)
V65.49 / Z69.81 Abuso Físico ou Sexual de Adulto Não Parceiro (foco na terapia da vítima)

V62.83 / Z69.82 Abuso Físico ou Sexual de Adulto Não Parceiro (foco na terapia do perpetrador)
995.81 / T74.11X Abuso Físico de Adulto (foco no evento confirmado)
995.81 / T76.11X Abuso Físico de Adulto (foco no evento suspeito)
995.83 / T74.21X Abuso Sexual de Adulto (foco no evento confirmado)
995.83 / T76.21X Abuso Sexual de Adulto (foco no evento suspeito)

Transtornos do Movimento Induzidos por Medicamento

332.1 / G21.11 Parkinsonismo Induzido por Neuroléptico
332.1 / G21.19 Parkinsonismo Induzido por Outro Medicamento
333.92 / G21.0 Síndrome Neuroléptica Maligna
333.72 / G24.02 Distonia Aguda Induzida por Medicamento
333.99 / G25.71 Acatisia Aguda Induzida por Medicamento
333.85 / G24.01 Discinesia Tardia
333.72 / G24.09 Distonia Tardia
333.99 / G25.71 Acatisia Tardia
333.1 / G25.1 Tremor Postural Induzido por Medicamento
333.90 / G25.9 Outro Transtorno do Movimento Induzido por Medicamento

Outros Problemas

V15.81 / Z91.19 Não Adesão a Tratamento Médico
V65.2 / Z76.5 Simulação
V71.01 / Z72.811 Comportamento Antissocial Adulto
V71.02 / Z72.810 Comportamento Antissocial de Criança ou Adolescente
V62.89 / R41.83 Funcionamento Intelectual *Borderline*
780.97 / R41.82 Declínio Cognitivo Relacionado à Idade
V62.82 / Z63.4 Luto
V62.3 / Z55.9 Problema Acadêmico
V62.29 / Z56.9 Problema Ocupacional
V62.89 / Z65.8 Problema Religioso ou Espiritual
V62.4 / Z60.3 Dificuldade de Aculturação
V62.89 / Z60.0 Problema Relacionado à Fase da Vida
995.29 / T43.205 Síndrome da Descontinuação de Antidepressivos
995.20 / T50.905 Outros Efeitos Adversos dos Medicamentos

Índice de Transtornos por Sintomas

A

Acumulação
  Transtorno de Acumulação, 82-83
Agitação
  Delirium, 121-122
  Esquizofrenia, 95
  Mudança de Personalidade Devida a Outra Condição Médica, 133-134
  Transtorno Bipolar Tipo I, 49-51
  Transtorno Bipolar Tipo II, 54-55
  Transtorno da Personalidade *Borderline*, 131
  Transtorno de Oposição Desafiante, 20-22
  Transtorno Delirante, 100-102
  Transtorno Depressivo Maior, 37-39
  Transtorno do Desenvolvimento Intelectual, 28-31
  Transtorno Esquizoafetivo, 100-102
  Transtorno Esquizofreniforme, 98-100
  Transtorno Explosivo Intermitente, 140
  Transtorno Neurocognitivo Maior (Demência), 125
  Transtorno Psicótico Breve, 103-105
  Transtorno Psicótico Devido a Outra Condição Médica, 106-107
  Transtorno Psicótico Induzido por Substância, 105-106
  Transtornos por Uso de Substância, 112, 114-119
Agressão
  Esquizofrenia, 95
  Mudança de Personalidade Devida a Outra Condição Médica, 133-134
  Piromania, 141
  Transtorno Bipolar Tipo I, 49-51
  Transtorno Bipolar Tipo II, 54-55
  Transtorno Ciclotímico, 57-58
  Transtorno da Conduta, 20-22
  Transtorno da Personalidade Antissocial, 131-132
  Transtorno da Personalidade *Borderline*, 131
  Transtorno de Adaptação, 91-92
  Transtorno de Oposição Desafiante, 22-24
  Transtorno Delirante, 100-102
  Transtorno Depressivo Maior, 37-39
  Transtorno do Desenvolvimento Intelectual, 28-31
  Transtorno Esquizoafetivo, 100-102
  Transtorno Esquizofreniforme, 98-100
  Transtorno Explosivo Intermitente, 140
  Transtorno Psicótico Breve, 103-105
  Transtorno Psicótico Devido a Outra Condição Médica, 106-107
Alucinações
  Delirium, 121-122
  Esquizofrenia, 95-98
  Transtorno Bipolar Tipo I, 49-51
  Transtorno Bipolar Tipo II, 54-55
  Transtorno Depressivo Maior, 37-39
  Transtorno Esquizoafetivo, 100-103
  Transtorno Esquizofreniforme, 98-100
  Transtorno Neurocognitivo Maior (Demência), 125
  Transtorno Psicótico Breve, 103-105
  Transtorno Psicótico Devido a Outra Condição Médica, 106-107
  Transtorno Psicótico Induzido por Substância, 105-106
Amnésia
  Amnésia Dissociativa, 184-185
  Delirium, 121-122

Transtorno de Estresse Agudo, 91
Transtorno de Estresse Pós-traumático, 88-89
Transtorno Neurocognitivo Maior (Demência), 125
Ansiedade
  Agorafobia, 63-65
  Delirium, 121-122
  Esquizofrenia, 95
  Fobia Específica, 69-70
  Transtorno de Ansiedade Devido a Outra Condição Médica, 73
  Transtorno de Ansiedade Generalizada, 71-72
  Transtorno de Ansiedade Induzido por Substância, 73-74
  Transtorno de Ansiedade Não Especificado, 74-75
  Transtorno de Ansiedade Social (Fobia Social), 67
  Transtorno de Estresse Agudo, 91
  Transtorno de Estresse Pós-traumático, 88-89
  Transtorno de Pânico, 61-62
  Transtorno Depressivo Maior, 37-39
  Transtorno Neurocognitivo Maior (Demência), 125
  Transtorno Obsessivo-compulsivo, 76-78
Apatia
  Esquizofrenia, 95
  Mudança de Personalidade Devida a Outra Condição Médica, 133-134
  Transtorno Bipolar Tipo I, 49-51
  Transtorno Bipolar Tipo II, 54-55
  Transtorno Ciclotímico, 57-58
  Transtorno de Estresse Agudo, 91
  Transtorno de Estresse Pós-traumático, 88-89
  Transtorno Depressivo Maior, 37–39
  Transtorno Depressivo Persistente (Distimia), 41
  Transtornos por Uso de Substância, 112, 114-119
Arrancar o cabelo
  Transtorno de Arrancar o Cabelo (Tricotilomania), 85-86

■ C

Catatonia
  Esquizofrenia, 95
  Síndrome Neuroléptica Maligna, 189-190
  Transtorno Bipolar Tipo I, 49-51
  Transtorno Bipolar Tipo II, 54-55
  Transtorno Catatônico Devido a Outra Condição Médica, 106-107
  Transtorno Depressivo Maior, 37-39

Transtorno Esquizoafetivo, 100-102
Transtorno Esquizofreniforme, 98-100
Transtorno Psicótico Breve, 103-105
Transtorno Psicótico Induzido por Substância, 105-106
Comportamento disruptivo
  Cleptomania, 141-142
  Esquizofrenia, 95
  Mudança de Personalidade Devida a Outra Condição Médica, 133-134
  Piromania, 141
  Transtorno Bipolar Tipo I, 49-51
  Transtorno Bipolar Tipo II, 54-55
  Transtorno Ciclotímico, 57-58
  Transtorno da Conduta, 20-22
  Transtorno da Personalidade Antissocial, 131-132
  Transtorno da Personalidade *Borderline*, 131
  Transtorno de Adaptação, 91-92
  Transtorno de Oposição Desafiante, 20-22
  Transtorno Depressivo Maior, 37-39
  Transtorno Esquizoafetivo, 100-102
  Transtorno Esquizofreniforme, 98-100
  Transtorno Psicótico Breve, 103-105
  Transtornos por Uso de Substância, 112, 114-119
Comportamento suicida
  Delirium, 121-122
  Transtorno Bipolar Tipo I, 49-51
  Transtorno Bipolar Tipo II, 54-55
  Transtorno da Conduta, 20-22
  Transtorno da Personalidade *Borderline*, 131
  Transtorno Delirante, 100-102
  Transtorno Depressivo Maior, 37-39
  Transtorno Esquizoafetivo, 100-102
  Transtorno Esquizofreniforme, 98-100
  Transtorno Neurocognitivo Maior (Demência), 125
  Transtorno Psicótico Breve, 103-105
  Transtornos por Uso de Substância, 112, 114-119
Comportamentos motores
  Transtorno do Espectro Autista, 24-26
  Transtorno Obsessivo-compulsivo, 76-78
  Transtornos de Tique, 84-85
  Transtornos do Movimento Induzidos por Medicamento, 189-191
Comprometimento da Memória
  Amnésia Dissociativa, 184-185
  Delirium, 121-122
  Transtorno Bipolar Tipo I, 49-51
  Transtorno Bipolar Tipo II, 54-55
  Transtorno de Estresse Agudo, 91
  Transtorno de Estresse Pós-traumático, 88-89

Transtorno Depressivo Maior, 37-39
Transtorno Neurocognitivo Maior (Demência), 125
Transtornos por Uso de Substância, 112, 114-119
Compulsão alimentar
　Anorexia Nervosa, Tipo Compulsão Alimentar Purgativa, 145
　Bulimia Nervosa, 146
　Transtorno de Compulsão Alimentar, 146-148
　Transtorno Depressivo Maior, 37-39
Compulsões
　Transtorno de Acumulação, 82-83
　Transtorno de Arrancar o Cabelo (Tricotilomania), 85-86
　Transtorno Dismórfico Corporal, 80-81
　Transtorno Obsessivo-compulsivo, 76-78
　Transtorno Obsessivo-compulsivo e Transtorno Relacionado Devido a Outra Condição Médica, 86-87
　Transtorno Obsessivo-compulsivo Induzido por Substância e Relacionado, 85-86
　Transtorno Obsessivo-compulsivo Não Especificado e Relacionado, 86-87
　Transtornos de Tique, 84-85
　Transtornos por Uso de Substância, 112, 114-119

■ D

Delírios
　Esquizofrenia, 95-98
　Transtorno Bipolar Tipo I, Grave, Com Características Psicóticas, 50-51
　Transtorno Bipolar Tipo II, Grave, Com Características Psicóticas, 54-55
　Transtorno Delirante, 100-102
　Transtorno Depressivo Maior, Grave, Com Características Psicóticas, 37-38
　Transtorno Esquizoafetivo, 100-103
　Transtorno Esquizofreniforme, 98-100
　Transtorno Psicótico Breve, 103-105
　Transtorno Psicótico Compartilhado, 103-104
　Transtorno Psicótico Devido a Outra Condição Médica, 106-107
　Transtorno Psicótico Induzido por Substância, 105-106
　Transtorno Psicótico Não Especificado, 107-108
Delirium
　Delirium Devido a Outra Condição Médica, 121-122
　Delirium Induzido por Substância, 121-122
　Delirium Não Especificado, 121-122

Depressão/tristeza
　Luto (código V), 191-192
　Transtorno Bipolar Devido a Outra Condição Médica, 59
　Transtorno Bipolar Induzido por Substância, 58-59
　Transtorno Bipolar Não Especificado, 60
　Transtorno Bipolar Tipo I, 49-51
　Transtorno Bipolar Tipo II, 54-55
　Transtorno de Adaptação, 91-92
　Transtorno Depressivo Devido a Outra Condição Médica, 45-46
　Transtorno Depressivo Induzido por Substância, 44
　Transtorno Depressivo Maior, 37-39
　Transtorno Depressivo Não Especificado, 47-48
　Transtorno Depressivo Persistente (Distimia), 41
　Transtorno do Humor Não Especificado, 47-48, 60
Desatenção
　Delirium, 121–122
　Transtorno de Déficit de Atenção/Hiperatividade, 18-19
　Transtorno Neurocognitivo Maior (Demência), 125
　Transtornos por Uso de Substância, 112, 114-119
Despersonalização
　Despersonalização/Desrealização, 186-187
　Esquizofrenia, 95
　Transtorno da Personalidade *Borderline*, 131
　Transtorno de Pânico, 61-62
　Transtorno Esquizoafetivo, 100-102
　Transtorno Esquizofreniforme, 98-100
　Transtorno Psicótico Breve, 103-105
　Transtornos por Uso de Substância, 112, 114-119
Disfunção sexual em homens
　Disfunção Sexual Devida a Outra Condição Médica, 168
　Disfunção Sexual Induzida por Substância, 167-168
　Disfunção Sexual Não Especificada, 169
　Ejaculação Precoce, 162
　Ejaculação Retardada, 163
　Transtorno do Desejo Sexual Masculino Hipoativo, 161
　Transtorno Erétil, 162
Disfunção sexual em mulheres
　Disfunção Sexual Devida a Outra Condição Médica, 168

Disfunção Sexual Induzida por Substância, 167-168
Disfunção Sexual Não Especificada, 169
Transtorno da Dor Gênito-pélvica/Penetração, 165-166
Transtorno do Interesse/Excitação Sexual Feminino, 163-164
Transtorno do Orgasmo Feminino, 164-165
Dissociação
Amnésia Dissociativa, 184-185
Transtorno Dissociativo de Identidade, 183-184
Transtorno Dissociativo Não Especificado, 187-188
Distorção da imagem corporal
Anorexia Nervosa, 144
Transtorno Dismórfico Corporal, 80-81
Distração
Delirium, 121-122
Esquizofrenia, 95
Transtorno Bipolar Tipo I, 49-51
Transtorno Bipolar Tipo II, 54-55
Transtorno Ciclotímico, 57-58
Transtorno de Déficit de Atenção/Hiperatividade, 18-19
Transtorno Depressivo Maior, 37-39
Transtorno Esquizoafetivo, 100-102
Transtorno Esquizofreniforme, 98-100
Transtorno Neurocognitivo Maior (Demência), 125
Transtornos por Uso de Substância, 112, 114-119

■ E

Evitação
Agorafobia, 63-65
Esquizofrenia, 95
Fobia Específica, 69-70
Transtorno da Personalidade Esquizoide, 132-133
Transtorno da Personalidade Esquizotípica, 133-134
Transtorno da Personalidade Paranoide, 132-133
Transtorno de Ansiedade Social (Fobia Social), 67
Transtorno de Estresse Agudo, 91
Transtorno de Estresse Pós-traumático, 88-89
Transtorno de Pânico, 61-62
Transtorno Delirante, 100-102
Transtorno Esquizoafetivo, 100-102
Transtorno Obsessivo-compulsivo, 76-78

■ F

Fingindo sintomas
Simulação, 190-191
Transtorno da Conduta, 20-22
Transtorno da Personalidade Antissocial, 131-132
Transtorno Factício, 179-180
Transtornos por Uso de Substância, 112, 114-119
Flashbacks
Transtorno de Estresse Agudo, 91
Transtorno de Estresse Pós-traumático, 88-89
Transtornos por Uso de Substância, 112, 114-119
Fuga de ideias
Transtorno Bipolar Tipo I, 49-51
Transtorno Bipolar Tipo II, 54-55
Transtorno Ciclotímico, 57-58
Transtorno Esquizoafetivo, 100-102
Transtornos por Uso de Substância, 112, 114-119
Funcionamento Intelectual *Borderline*, código V, 191-192

■ G

Grandiosidade
Esquizofrenia, 95
Mudança de Personalidade Devida a Outra Condição Médica, 133-134
Transtorno Bipolar Tipo I, 49-51
Transtorno Bipolar Tipo II, 54-55
Transtorno Ciclotímico, 57-58
Transtorno da Personalidade Narcisista, 131-132
Transtorno Delirante, 100-102
Transtorno Esquizoafetivo, 100-102
Transtorno Esquizofreniforme, 98-100
Transtorno Neurocognitivo Maior (Demência), 125
Transtornos por Uso de Substância, 112, 114-119

■ H

Hiperatividade
Delirium, 121–122
Esquizofrenia, 95
Transtorno Bipolar Tipo I, 49-51
Transtorno Bipolar Tipo II, 54-55
Transtorno Ciclotímico, 57-58
Transtorno de Déficit de Atenção/Hiperatividade, 18-19
Transtorno Esquizoafetivo, 100-102
Transtorno Esquizofreniforme, 98-100

Transtorno Psicótico Breve, 103-105
Transtorno Psicótico Induzido por Substância, 105-106
Transtornos por Uso de Substância, 112, 114-119
Hiperventilação
　Transtorno de Pânico, 61-62
Hipomania
　Delirium, 121–122
　Transtorno Bipolar Tipo II, 54-55
　Transtorno Ciclotímico, 57-58
　Transtornos por Uso de Substância, 112, 114-119
Humor elevado
　Delirium, 121-122
　Transtorno Bipolar Tipo I, 49-51
　Transtorno Bipolar Tipo II, 54-55
　Transtorno Ciclotímico, 57-58
　Transtorno Esquizoafetivo, 100-102
　Transtorno Neurocognitivo Maior (Demência), 125
　Transtornos por Uso de Substância, 112, 114-119

■ I

Impulsividade
　Cleptomania, 141-142
　Delirium, 121–122
　Esquizofrenia, 95
　Piromania, 141
　Transtorno Bipolar Tipo I, 49-51
　Transtorno Bipolar Tipo II, 54-55
　Transtorno Ciclotímico, 57-58
　Transtorno da Conduta, 20-22
　Transtorno da Personalidade Antissocial, 131-132
　Transtorno da Personalidade *Borderline*, 131
　Transtorno de Déficit de Atenção/Hiperatividade, 18-19
　Transtorno Depressivo Maior, 37-39
　Transtorno Esquizoafetivo, 100-102
　Transtorno Esquizofreniforme, 98-100
　Transtorno Explosivo Intermitente, 140
　Transtorno Neurocognitivo Maior (Demência), 125
　Transtorno Psicótico Breve, 103-105
　Transtorno Psicótico Induzido por Substância, 105-106
　Transtornos Parafílicos, 170-171
　Transtornos por Uso de Substância, 112, 114-119
Insônia
　Delirium, 121–122

Esquizofrenia, 95
Transtorno Bipolar Tipo I, 49-51
Transtorno Bipolar Tipo II, 54-55
Transtorno Ciclotímico, 57-58
Transtorno de Insônia, 150
Transtorno Depressivo Maior, 37-39
Transtorno Esquizofreniforme, 98-100
Transtorno Neurocognitivo Maior (Demência), 125
Transtorno Psicótico Breve, 103-105
Transtornos por Uso de Substância, 112, 114-119
Irritabilidade
　Delirium, 121–122
　Esquizofrenia, 95
　Transtorno Bipolar Tipo I, 49-51
　Transtorno Bipolar Tipo II, 54-55
　Transtorno Ciclotímico, 57-58
　Transtorno da Conduta, 20-22
　Transtorno da Personalidade Antissocial, 131-132
　Transtorno da Personalidade *Borderline*, 131
　Transtorno de Estresse Agudo, 91
　Transtorno de Estresse Pós-traumático, 88-89
　Transtorno de Oposição Desafiante, 20-22
　Transtorno Depressivo Maior, 37-39
　Transtorno Depressivo Persistente (Distimia), 41
　Transtorno Esquizoafetivo, 100-102
　Transtorno Esquizofreniforme, 98-100
　Transtorno Neurocognitivo Maior (Demência), 125
　Transtorno Psicótico Breve, 103-105
　Transtornos por Uso de Substância, 112, 114-119

■ L

Luto, código V, 191-192

■ M

Mania
　Delirium, 121-122
　Transtorno Bipolar Devido a Outra Condição Médica, 59
　Transtorno Bipolar Induzido por Substância, 58-59
　Transtorno Bipolar Não Especificado, 60
　Transtorno Bipolar Tipo I, 49-51
　Transtornos por Uso de Substância, 112, 114-119
Masoquismo sexual
　Transtorno do Masoquismo Sexual, 170-171

N

Não Adesão a Tratamento Médico, código V, 190-191

O

Obsessões
    Anorexia Nervosa, 144
    Transtorno Dismórfico Corporal, 80-81
    Transtorno Obsessivo-compulsivo, 76-78
    Transtorno Obsessivo-compulsivo e Relacionado Devidos a Outra Condição Médica, 86-87
    Transtorno Obsessivo-compulsivo e Relacionado Induzidos por Substância, 85-86
    Transtorno Obsessivo-compulsivo Não Especificado e Relacionado, 86-87

P

Paranoia
    Delirium, 121-122
    Esquizofrenia, 95
    Transtorno Bipolar Tipo I, Grave, Com Características Psicóticas, 50–51
    Transtorno Bipolar Tipo II, Deprimido, Grave, Com Características Psicóticas, 54-55
    Transtorno da Personalidade Esquizotípica, 133-134
    Transtorno da Personalidade Paranoide, 132-133
    Transtorno Delirante, 100-102
    Transtorno Depressivo Maior, Grave, Com Características Psicóticas, 37-38
    Transtorno Esquizoafetivo, 100-102
    Transtorno Esquizofreniforme, 98-100
    Transtorno Neurocognitivo Maior (Demência), 125
    Transtorno Psicótico Breve, 103-105
    Transtorno Psicótico Compartilhado, 103-104
    Transtorno Psicótico Devido a Outra Condição Médica, 106-107
    Transtorno Psicótico Induzido por Substância, 105-106
    Transtorno Psicótico Não Especificado, 107-108
    Transtornos por Uso de Substância, 112, 114-119
Pedofilia
    Transtorno Pedofílico, 170-172
Pensamento, discurso ou comportamento desorganizados
    Delirium, 121-122
    Esquizofrenia, 95-98

Transtorno Bipolar Tipo I, 49-51
Transtorno Bipolar Tipo II, 54-55
Transtorno da Personalidade Esquizotípica, 133-134
Transtorno de Estresse Agudo, 91
Transtorno Depressivo Maior, 37-39
Transtorno Esquizoafetivo, 100-102
Transtorno Esquizofreniforme, 98-100
Transtorno Neurocognitivo Maior (Demência), 125
Transtorno Psicótico Breve, 103-105
Transtorno Psicótico Induzido por Substância, 105-106
Transtornos por Uso de Substância, 112, 114-119
Pensamentos, imagens intrusivos
    Transtorno de Estresse Agudo, 91
    Transtorno de Estresse Pós-traumático, 88-89
    Transtorno Dismórfico Corporal, 80-81
    Transtorno Obsessivo-compulsivo, 76-78
    Transtornos Parafílicos, 170–171
Perda de peso
    Anorexia Nervosa, 144
    Transtorno Bipolar Tipo I, 49-51
    Transtorno Bipolar Tipo II, 54-55
    Transtorno Depressivo Maior, 37-39
    Transtorno Neurocognitivo Maior (Demência), 125
    Transtornos por Uso de Substância, 112, 114-119
Pesadelos
    Transtorno de Estresse Agudo, 91
    Transtorno de Estresse Pós-traumático, 88-89
    Transtorno do Pesadelo, 155-157
Problemas de apetite
    Anorexia Nervosa, 144
    Bulimia Nervosa, 146
    Transtorno Depressivo Maior, 37-39
    Transtornos por Uso de Substância, 112, 114-119
Problemas de ejaculação
    Disfunção Sexual Devida a Outra Condição Médica, 168
    Disfunção Sexual Induzida por Substância, 167-168
    Ejaculação Precoce, 162
    Ejaculação Retardada, 163
    Transtorno Erétil, 162
Problemas de Relacionamento, códigos V, 189-190
Problemas de sono
    Apneia do Sono Não Especificada, 154-155
    Hipersonia Devida a Outra Condição Médica, 158

Índice de Transtornos por Sintomas ■ 215

Hipersonia Não Especificada, 158
Insônia Devida a Outra Condição Médica, 158
Insônia Não Especificada, 158
Transtorno Comportamental do Sono REM, 156-157
Transtorno de Despertar do Sono Não REM, 155-156
Transtorno de Hipersonolência, 153-154
Transtorno de Insônia, 150
Transtorno do Pesadelo, 155-157
Transtorno do Sono-Vigília do Ritmo Circadiano, 152-153
Transtorno do Sono-Vigília Induzido por Substância, 157
Transtorno do Sono-Vigília Não Especificado, 158
Psicose
Delirium, 121-122
Esquizofrenia, 95-98
Transtorno Bipolar Tipo I, Grave, Com Características Psicóticas, 50-51
Transtorno Bipolar Tipo II, Grave, Com Características Psicóticas, 54-55
Transtorno Delirante, 100-102
Transtorno Depressivo Maior, Grave, Com Características Psicóticas, 37-38
Transtorno Esquizoafetivo, 100-102
Transtorno Esquizofreniforme, 98-100
Transtorno Obsessivo-compulsivo, 76-78
Transtorno Psicótico Breve, 103-105
Transtorno Psicótico Compartilhado, 103-104
Transtorno Psicótico Devido a Outra Condição Médica, 106-107
Transtorno Psicótico Induzido por Substância, 105-106
Transtorno Psicótico Não Especificado, 107-108
Purgar/vomitar
Anorexia Nervosa, Tipo Compulsão Alimentar Purgativa, 145
Bulimia Nervosa, 146

■ **R**

Retardo psicomotor
Delirium, 121–122
Esquizofrenia, 95
Transtorno Depressivo Maior, 37-39

Transtorno Esquizoafetivo, 100-102
Transtorno Esquizofreniforme, 98-100
Transtorno Neurocognitivo Maior (Demência), 125
Rigidez emocional
Delirium, 121-122
Esquizofrenia, 95
Mudanças de Personalidade Devida a Outra Condição Médica, 133-134
Personalidade Obsessivo-compulsiva, Transtorno, 131-132
Transtorno da Personalidade Esquizoide, 132-133
Transtorno da Personalidade Esquizotípica, 133-134
Transtorno de Estresse Agudo, 91
Transtorno de Estresse Pós-traumático, 88-89
Transtorno Depressivo Maior, 37-39
Transtorno do Espectro Autista, 24-26
Transtorno Esquizoafetivo, 100-102
Transtorno Esquizofreniforme, 98-100
Transtorno Neurocognitivo Maior (Demência), 125
Transtornos por Uso de Substância, 112, 114-119
Roubo
Cleptomania, 141-142
Transtorno da Conduta, 20-22
Transtorno da Personalidade Antissocial, 131-132

■ **S**

Sadismo sexual
Transtorno do Sadismo Sexual, 170-173

■ **T**

Tiques, motor e/ou vocal
Transtornos de Tique, 84-85

■ **V**

Variações de humor
Delirium, 121-122
Transtorno Bipolar Tipo I, 49-51
Transtorno Bipolar Tipo II, 54-55
Transtorno Ciclotímico, 57-58
Transtorno Esquizoafetivo, 100-102

■ Recursos para Códigos

A mudança do sistema de codificação da CID-9-MC para a CID-10-MC envolveu um aumento assombroso tanto na quantidade quanto na complexidade de códigos diagnósticos. Com o objetivo de manter este livro um guia útil para os médicos, nem todos os códigos da CID-10-MC possíveis para cada transtorno existente foram incluídos, seja no texto, seja na Conversão para os Códigos da CID-10-MC. Além disso, a conversão é uma arte inerentemente imprecisa que, às vezes, fica sujeita a diferentes interpretações. Os diversos *websites* de conversão/transição e o DSM-5 sugeriram que as conversões ocasionalmente diferiam umas das outras – e nenhum conjunto de escolhas pode afirmar ter absoluta autoridade. Na verdade, imediatamente após sua primeira tiragem, a editora do DSM-5 publicou correções para os códigos. Eu forneci aquelas que parecem ser as escolhas mais acertadas e convenientes na minha Conversão, mas também incluí a seguir uma seleção de *websites* que permitem aos leitores interessados explorar a mais ampla variação de possibilidades.

www.icd10data.com
www.icd10codesearch.com
http://apps.who.int/classifications/icd10/browse/2010/en
www.aapc.com/icd-10/index.aspx
www.guilford.com/frances_updates
www.dsm5.org

Nota aos leitores: Os Recursos para Códigos também podem ser acessados *on-line* em www.guilford.com/frances_updates. Estando lá, cadastre-se para receber um *e-mail* quando materiais novos ou atualizados sobre a codificação forem publicados.